関連8学会（日本脊髄障害医学会，日本脊椎脊髄病学会，
日本脊髄外科学会，日本脳神経外傷学会，日本頭痛学会，
日本神経学会，日本整形外科学会，日本脳神経外科学会）
合同

脳脊髄液漏出症
診療指針

［監修］

嘉山孝正

［編集］

国立研究開発法人
日本医療研究開発機構 障害者対策総合研究開発事業

**脳脊髄液減少症の非典型例及び
小児例の診断・治療法開拓に関する研究班**

中外医学社

脳脊髄液漏出症診療指針　監修者・執筆者一覧

監修者

嘉 山 孝 正　山形大学医学部参与，初代日本脳神経外科学会学術委員会委員長，
前山形大学医学部脳神経外科教授，山形大学医学部先進医学講座教授

執筆者（五十音順）

有 賀　 徹　独立行政法人労働者健康安全機構理事長，昭和大学名誉教授

宇 川 義 一　福島県立医科大学神経再生医療学講座教授

加 藤 真 介　徳島大学病院リハビリテーション部教授

鹿 戸 将 史　山形大学医学部放射線医学講座放射線診断学分野教授

喜多村孝幸　一般社団法人日本脳神経フォーラム代表理事，
一般社団法人巨樹の会五反田リハビリテーション病院副院長

紺 野 愼 一　福島県立医科大学医学部整形外科学講座教授

齋 藤 洋 一　大阪大学大学院医学系研究科脳神経機能再生学特任教授

佐 藤 慎 哉　山形大学医学部総合医学教育センター教授

篠 永 正 道　国際医療福祉大学熱海病院脳神経外科教授

島　 克 司　防衛医科大学校名誉教授，医療法人博翔会桃泉園北本病院副院長・
リハビリテーションセンター長

鈴 木 晋 介　国立病院機構仙台医療センター脳神経外科

高 安 正 和　愛知医科大学名誉教授，
稲沢市民病院脳神経外科部長・脊髄末梢神経センター長

竹 下 克 志　自治医科大学整形外科教授

中 川 紀 充　明舞中央病院副院長・脳神経外科

西 尾　 実　名古屋市立大学脳神経外科非常勤講師，にしおクリニック院長

畑 澤　 順　大阪大学名誉教授，大阪大学核物理研究センター特任教授

深 尾　 彰　山形大学名誉教授，公益財団法人宮城県対がん協会研究局長

細 矢 貴 亮　山形大学名誉教授，済生会山形済生病院診療顧問・放射線科

前 田　 剛　日本大学医学部脳神経外科・麻酔科准教授

松 本 英 之　三井記念病院神経内科

三 國 信 啓　札幌医科大学脳神経外科教授

守 山 英 二　国立病院機構福山医療センター脳神経外科

脳脊髄液漏出症診療指針 COI（利益相反）に関する開示

- 監修者・執筆者は，各所属学会に対して COI の申告を行っております．
- 本診療指針の内容に関連し，監修者・執筆者らに開示すべき COI 関係にある企業などはありません．

■目　次■

1 緒　言

「脳脊髄液漏出症診療指針」を，関連 8 学会（日本脊髄障害医学会，日本脊椎脊髄病学会，日本脊髄外科学会，日本脳神経外傷学会，日本頭痛学会，日本神経学会，日本整形外科学会，日本脳神経外科学会）の承認のもと，12 年間の研究の成果として発刊することができた．関連 8 学会とは，この病気を患っている患者さんが，病院，医院で症状から受診する診療科に関連する学会である．本疾患に関係する医師が，本診療指針のもと，本疾患を患っている患者さんたちに，過重診断，治療や見逃しをしないためである．緒言では脳脊髄液漏出症診療指針を発刊するに至った研究経緯および診療指針の医学的，社会的意義について述べる．

従来から脊髄麻酔後に脳脊髄液が漏出し，症状として「起立性頭痛」「めまい」「嘔気」などがある疾患は 1940 年代から知られていた．WHO（World Health Organization 世界保健機関）の国際疾病分類（International Statistical Classification of Disease and Related Health Problems: ICD）にも記載があり「脳脊髄液漏出症」および「低髄液圧症」は存在が承認されていた．治療法も「安静」を推奨していたので，医学界としては特に問題にはなっていなかった．

今日，日本で本疾患が社会問題になっている理由は，脊髄麻酔などの針を刺し髄膜の損傷が明らかではない種々の原因で，「脳脊髄液漏出症」「低髄液圧症」と，似通った症状を持つ患者さんたちが「脳脊髄液漏出症」「低髄液圧症」，あるいは ICD に疾病として掲載されていない「脳脊髄液減少症」として診断されることが起きた．追突事故後やスポーツ後など，髄膜の損傷や脳脊髄液が漏出していることが証明されていない原因で本疾患と診断され，本疾患が交通事故やスポーツで発生することが困難という理由で保険会社などと裁判が起きた．裁判の争点は，脊髄麻酔など髄膜の損傷が明らかではなかった自動車事故，スポーツなどの原因で本疾患が発症するか否か等であった．一方，頭部外傷や脊髄の治療を施行する医師たちは，経験的に大きな脳脊髄膜の損傷があっても治療後「起立性頭痛」「吐き気」「めまい」などの症状を起こす患者さんを経験したことがなかったので，脳脊髄膜が損傷しても自然に治癒すると考えていた．一方，近年 MRI などの画像診断の進歩は，体内の水の存在をかなり微細に画像化できるようになり，「起立性頭痛」「嘔気」「めまい」などの症状の患者さんの頭部，脊髄部の脳脊髄腔外の水の存在や脳硬膜の肥厚をもって脳脊髄圧の低下を髄液の漏れと判断し本疾患と診断されるようになった．したがって，症状を呈している患者さんに MRI などの画像で所見があれば本疾患と診断していた傾向があった．

従来，本病態を科学的にさらにエビデンスに基づいた研究はほとんど施行されていなかった．起立性頭痛を中心とした症状群を「脳脊髄液減少症」や「低髄液圧症」として集積し，どの症状が何％あるか，あるいは種々の放射線学的（MRI 所見も含む）所見などを組み合わせた，いわゆる古典的臨床研究で終わっていた．すなわち，症状を呈していない正常人で，MRI 画像上脊髄腔外に水の所見はないのかが解らなければ，所見が意味をなさない診断法をとっていた．その他の種々の放射線学的検査結果も正常人での所見結果がなく，大変あいまいな診断基準で診療を行っていた．さらに，脳脊髄液量を測定することは困難で，脳脊髄液が減少しているとの定義ができないのに「脳脊髄液減少症」なる病名を使っていた．また，脳脊髄液圧は脱水症やその他の要因，測定技術で変化するという不確かさがあり，脳脊髄液圧のみで病態を議論することは困難であった．現在でも同様な研究がまかり通っており，科学的で病態を直接とらえ議論する研究が待たれていた．さらに「治療的診断」がなされ，ある治療を行って軽快すれば脳脊髄液が漏出して起きたと考えていた．

本研究班では，以上の古典的臨床研究ではなく，脳脊髄液が漏れている病態を間接的(症状や脳脊髄硬膜の肥厚など）所見ではなく MRI で水のシグナルをとらえる方法を根幹の所見として用いて，正常人での結果も併せて，従来の画像診断の意味付けを行った．本疾病の病態のコンセプトは，脳脊髄液の漏出である以上「起立性頭痛」を基本症状とした．その他の種々の症状は付随的であると規定した．

研究班の構成員は，8 学会からの推薦とし，加えて，従来から多くの症例を経験しているといわれる研究者と経験がないという学会の代表も加え，さらに診断に用いる方法の診断基準を第 3 者的判断とする目的で，本疾患と直接関係のない神経放射線学者，さらに科学的解析をするために統計学者を加えた．診断基準はこれらの 8 学会の構成員が，納得することとした．参加学会と構成員が納得しない診断指針では，患者さんがこれら 8 学会の学会員に関係する診療科で受診した場合に適切な診断がされ難いとの考えからである．

本診療指針の作成骨格を概略する．明らかな脳脊髄液の漏出を MRI で示している群を，群化し，その後，非定型的所見と症状との比較から診断基準を拡大規定した．今回の診療指針で診断された「脳脊髄液漏出症」は確度高く脳脊髄液の漏出で症状を起こしていると言える．したがって，本診療指針で診断された患者さんは，「安静」「ブラッドパッチ」で高い確率で治癒すると考えている．本診療指針が本疾患に悩む患者さんと診断治療する医師に役に立つことを心から期待する．

今回の研究を終えて，考察したことを記載する．症状がない正常人ボランティア 14 名での MRI 画像を検討した結果，部位により異なるが約 20～40％で漏出が認められた．従来は MRI で脳脊髄腔外に水のシグナルがあれば本疾患と診断していた．しかし，14 例と少数ではあるものの何の症状もない症例で，非定形的な水のシグナルが脳脊髄腔外に見つかったことは驚きであった．正常人の脳脊髄液の動態は未だ，不明であるとわかった．

私見ではあるが，血管の内膜の剝離が日常的に生じている可能性と同様に，脳脊髄液の漏出が正常人でもかなりの確率で生じていると考える．血管の内膜の剝離も種々の原因で生じ，自然に修復されているとの推察研究もあり，病的になるには血液中の脂肪の組成や炎症が加わると動脈硬化になり，ひいては動脈剝離などへ進行すると考えている．同様に，脳脊髄液の脳脊髄液腔からの漏出を保っている種々の膜（硬膜，くも膜）が何らかの原因で破綻し，多少の漏出は何らかの原因で起こるが，その後修復され症状も出さないで終わっていることは日常にある現象であり，その修復過程が，適切になされないまま髄液漏出量が増え続け，さらに遷延した場合に症状が出現するのではないかと考えられた．したがって，「本疾患は脳脊髄液の漏出が病的なのではなく，何らかの原因で生じた脳脊髄液漏出部位の修復不全が本疾患の本態」ではないかと考える．以上の論は私の個人的論である．本疾患の本態は未解明であると考えているので，今後も研究がなされることが必要である．しかし，病態は未解明ではあるが社会的に問題になっている診断，治療に関しては本診療指針が確実な病態の指針になると確信する．

本診療指針の作成は，多くの方のお蔭で完成したもので，関係者に感謝したい．まず，平成 18 年第 68 回日本脳神経外科学会学術総会会長橋本信夫先生で学会主導研究を承認された橋本先生には感謝いたします．研究費は厚生労働省科学研究費で施行した．厚生労働省の研究班を立ち上げるにあたり 8 学会の執行部の先生方のご協力，ご理解がなければできませんでした．8 学会のすべての先生方に心より感謝いたします．また，研究費獲得に尽力された政治家，行政関係者にも御礼いたします．さらに，本疾患の患者会「脳脊髄液減少症患者・家族支援協会」の中井 宏氏には長期にわたり励ましをいただき深謝いたします．最後に，事務局長を務めた佐藤慎哉教授をはじめ研究班の班員の先生方には 12 年の長期間わたり真摯に誠意ある議論を重ねていただいたことに敬意を表します．先生方の誠実さがなければできなかった指針です．衷心より感謝いたします．

令和元年 10 月

脳脊髄液漏出症診療指針監修者
厚生労働省・AMED「脳脊髄液減少症の診断・治療法の確立に関する研究班」（平成 19～27 年度），
「脳脊髄液減少症の非典型例及び小児例の診断・治療法開拓に関する研究班」（平成 28～30 年度）班長
日本脳神経外科学会元理事長（初代学術委員会委員長）
山形大学医学部先進医学講座教授
嘉 山 孝 正

2 病態（定義）

脳脊髄液漏出症とは脳脊髄液腔から脳脊髄液（髄液）が持続的ないし断続的に漏出することにより減少し，頭痛，頚部痛，めまい，耳鳴り，倦怠感などさまざまな症状を呈する疾患である．

腰椎穿刺後や脊椎麻酔後に穿刺部から脳脊髄液が漏出し，著明な起立性頭痛を生じる病態は古くから広く知られている．脳脊髄液漏出症とその検査・治療に関する報告をたどると，1938 年に腰椎穿刺後の頭痛を訴える患者において，類似の症状を呈する疾患群が報告され，低髄液圧により特徴的な症状を呈することが証明された[1)]．1960 年には腰椎穿刺後の低髄液圧症候群に対し，ブラッドパッチによる治療を実施した初めての報告がなされ[2)]，1976 年には特発性低髄液圧症候群に対する画像評価として RI 脳槽シンチグラフィーの有用性が報告された[3)]．低髄液圧による頭痛は，1988 年の国際頭痛分類（初版）に記載されている．1989 年には特発性低髄液圧症候群に対するブラッドパッチ療法の有用性が報告され[4)]，1996 年には同症候群 11 例に対する，CT ミエログラフィーや本症における特徴的な MRI 所見およびブラッドパッチ療法の有用性が示された[5)]．

1999 年に「脳脊髄液減少症」が提唱され，疾患の本体は脳脊髄液量の減少であると報告された[6)]．また特発性低髄液圧症候群の中には，激しい運動や頭部外傷の関与が否定できない症例があるという報告があり[7)]，本邦からも頚椎捻挫に続発する低髄液圧症候群の報告があった[8)]．この報告以降，頭頚部の外傷と低髄液圧症候群との関連が議論されることになった．脳脊髄液の総量を客観的に計測し減少量を計測する方法は現時点では確立されていない．

2007 年に厚生労働科学研究費補助金「脳脊髄液減少症の診断・治療の確立に関する研究班」（研究代表者: 嘉山孝正）が組織された．本研究班では本症に関連する 8 学会（日本脊髄障害医学会，日本脊椎脊髄病学会，日本脊髄外科学会，日本脳神経外傷学会，日本頭痛学会，日本神経学会，日本整形外科学会，日本脳神経外科学会）が協力研究を行い，脳脊髄液減少症の中核を成すのは「脳脊髄液の漏出」であると規定し，2011 年に「脳脊髄液漏出症の画像診断基準」[9)]を公表した．さらに研究班では，臨床研究によるブラッドパッチ療法の有効性・安全性を確認し，これらの研究成果と先進医療承認施設の治療実績が認められ，2018 年 4 月より，本研究班の診断基準で脳脊髄液漏出症と診断された患者においてはブラッドパッチ療法が保険適用となった．しかしながら，従来から指摘されている“この診断基準を満たさないが「疑いあり」とされる非典型例”に関しては，その存在も含めて

JCOPY 498-32842

未解決のままである．また，小児の脳脊髄液減少症に関しては，まだ病態は明らかではなく，適切な診断方法，治療方法は確立していない．本研究班の画像診断基準は，主に成人についての研究から導きだされた診断基準であり小児に当てはまるかどうかは検討されていない．このような背景により，2018年から国立研究開発法人日本医療研究開発機構による「非典型例の診断・治療法の開拓」と「小児の脳脊髄液減少症の病態解明，診断治療法の開発」に関する研究（統括研究代表者: 嘉山孝正）が開始されている．

【文献】

1） Schaltenbrand G. Neuere Anschauungen zur Pathophysiologie der Liquorzirkulation. Zbl Neurochir. 1938; 3: 290-5.
2） Gormley JB. Treatment of postspinal headache. Anesthesiology. 1960; 21: 565-6.
3） Labadie EL, van Antwerp J, Bamford CR. Abnormal lumber isotope cisternography in an unusual case of spontaneous hypoliquorrheic headache. Neurology. 1976; 26: 135-9.
4） Rupp SM, Wilson CB. Treatment of spontaneous cerebrospinal fluid leak with epidural blood patch. J Neurosurg. 1989; 70: 808-10.
5） Schievink WI, Mayer FB, Atkinson JL, et al. Spontaneous spinal cerebral fluid leaks and intracranial hypotension. J Neurosurg. 1996; 84: 598-605.
6） Mokri B. Spontaneous cerebrospinal fluid leaks: from intracranial hypotension to cerebrospinal fluid hypovolemia- evaluation of a concept. Mayo Clinic Proc. 1999; 74: 1113-23.
7） Chung SJ, Kim JS, Lee MC. Syndrome of cerebral spinal fluid hypovolemia: clinical and imaging features and outcome. Neurology. 2000; 55: 1321-7.
8） 篠永正道，久保田　毅，小佐野靖己，他．頚椎捻挫に続発した低髄液圧症候群．第16回日本脊髄外科学会（2001年　横浜）．
9） 嘉山孝正．脳脊髄液減少症の診断・治療法の確立に関する研究．厚生労働科学研究費補助金 障害者対策総合研究開発事業（神経・筋疾患分野）．平成22年度 総括研究報告書．2011．

3 誘因・原因

脳脊髄液漏出の原因として明らかなものは，腰椎穿刺，硬膜損傷を伴う外傷や手術手技などがある．

それ以外のものは特発性とされるが，軽症から中等度の頭頸部外傷後，激しいスポーツ，カイロプラクティック，重いものを持つなどの重労働を契機として発症する場合もある．

解説

国際頭痛分類第3版では，7.2「低髄液圧による頭痛」を，7.2.1「硬膜穿刺後頭痛」，7.2.2「脳脊髄液瘻性頭痛」，7.2.3「特発性低頭蓋内圧性頭痛」に分類している．ここで脳脊髄液瘻性頭痛とは，頭蓋内圧低下を引き起こす持続性髄液漏出の原因となる手技もしくは外傷後に発現する起立性頭痛と定義されている[1)]．また，特発性低頭蓋内圧性頭痛には，低髄液量の可能性や，軽度の頭蓋内圧上昇を引き起こすエピソードが先行する場合があることにも言及している．以前から特発性とされる中に，頭頸部外傷やスポーツ，カイロプラクティックなどを契機に発症するものがあることは指摘されていた[2)]．我が国では，交通外傷による頸椎捻挫などの頭頸部外傷後に本症が発症するかについて論争がなされたが，この問題に関しては日本脳神経外傷学会が学会として前向き調査を行い，外傷を契機として発症する症例があることを確認し，公表している[3)]．厚生労働科学研究費補助金による研究班（嘉山班）において，2度の脳脊髄液漏出に関する前向き臨床研究を行っているが，第1回目の研究では，脳脊髄液漏出確実症例16例中，特発性9例，外傷後5例（交通外傷2例，交通外傷以外の頭頸部外傷2例，転倒によるしりもち1例），腰椎穿刺1例，重労働1例であった[4)]．第2回目の研究では，確実例22例中，特発性10例（46%），交通事故・外傷6例（27%），スポーツ・整体など4例（18%），重労働2例（9%）であった[5)]．

【文献】

1） 国際頭痛学会・頭痛分類委員会，著．日本頭痛学会・国際頭痛分類委員会，訳．国際頭痛分類第3版．東京: 医学書院; 2018.

2） Chung SJ, Kim JS, Lee MC. Syndrome of cerebral spinal fluid hypovolemia: clinical and imaging features and outcome. Neurology. 2000; 55: 1321-7.

3） 前田 剛，土肥謙二，片山容一，他．「外傷に伴う低髄液圧症候群」作業部会報告: 前向き調査について．神経外傷．2010; 33: 133-44.

4） 嘉山孝正．脳脊髄液減少症の診断・治療法の確立に関する研究．厚生労働科学研究費補助金 障害者

対策総合研究開発事業（神経・筋疾患分野）. 平成 22 年度 総括研究報告書. 2011.
5) 嘉山孝正. 脳脊髄液減少症の診断・治療法の確立に関する研究. 国立研究開発法人日本医療研究開発機構委託研究開発 障害者対策総合研究事業（神経・筋疾患分野）. 平成 27 年度 総括研究報告書. 2016.

4 症　状

主症状

起立性頭痛（頭痛）が最も多く90%以上をしめる．この他の主な症状は頚部痛，めまい，視機能障害，倦怠感（易疲労感）などである．

これらの症状は座位，起立位を続けることで短時間以内に悪化することが多いのが特徴である．

なお，起立性頭痛をきたした症例を対象とした当研究班登録症例の主症状の頻度は，起立性頭痛（100%），吐き気・嘔吐（75%），上背部痛（頚部痛）（56%），倦怠・易疲労感（44%），めまい（38%）であった[1]．

症状についての付帯事項

上記の主症状以外に，頻度は少ないが以下のいろいろな随伴症状が文献上報告されている．

1．脳神経症状

目のぼやけ[2,3]，眼振[2]，動眼神経麻痺（瞳孔散大，眼瞼下垂）[4,15]，複視[2,3,5,6]，光過敏[3,5]，視野障害[2,3,5]，顔面痛[7]，顔面しびれ[5,11]，聴力低下[8,9]，めまい[6,13]，外転神経麻痺[3,10]，顔面神経麻痺[11]，耳鳴[20]，聴覚過敏[24]など

2．脳神経症状以外の神経症状

意識障害[14,20]，無欲[7]，小脳失調[16]，歩行障害[15,20]，パーキンソン症候群[16]，認知症[22]，記憶障害[21]，上肢の痛み・しびれ[4,5]，神経根症[25]，膀胱直腸障害[7]

3．内分泌障害

乳汁分泌[23]

4．その他

嘔気・嘔吐[3,6,7]，項部硬直[6]，肩甲骨間痛[3]，腰痛[3]

【文献】

1） 嘉山孝正．脳脊髄液減少症の診断・治療法の確立に関する研究．厚生労働科学研究費補助金 障害者対策総合研究開発事業（神経・筋疾患分野）．平成 22～24 年度 総合研究報告書．2013．p.1-13.
2） Horton JC, Fishman RA. Neurovisual findings in the syndrome of spontaneous intracranial hypotension from dural cerebrospinal fluid leak. Ophtalmology. 1994; 102: 244-31.
3） Mokri B. Headache caused by decreased intracranial pressure: diagnosis and management. Curr Opin Neurol. 2003; 16: 319-26.
4） Warner GT. Spontaneous intracranial hypotension causing a partial third nerve palsy: a novel observation. Cephalalgia. 2002; 22: 622-823.
5） Schievink WI. Misdiagnosis of spontaneous intracranial hypotension. Arch Neurol. 2003; 60: 1713-8.
6） Messori A, Simonetti BF, Regnicolo L, et al. Spontaneous intracranial hypotension: the value of brain measurements in diagnosis by MRI. Neuroradiology. 2001; 43: 453-61.
7） Schievink WI, Morreale VM, Atkinson JL, et al. Surgical treatment of spontaneous spinal cerebrospinal fluid leaks. J Neurosurg. 1998; 88: 243-6.
8） Oshiro S, Fukusima T. Spontaneous intracranial hypotension manifesting as sudden deafness followed by chronic subdural hematoma. 脳と神経．2003; 55: 801-20.
9） Portier F, de Minteguiaga C, Racy E, et al. Spontaneous intracranial hypotension: a rare cause of labyrinthine hydrops. Ann Otol Rhinol Laryngol. 2002; 111: 817-20.
10） Grueb M, Besch D, Mielke J, et al. Abducens nerve paresis in spontaneous intracranial hypotension syndrome. Acta Ophthalmpl Scand. 2005; 83: 269-70.
11） Carrero EJ, Agusti M, Fabregas N, et al. Unilateral trigeminal and facial nerve palsies associated with epidural analgesia in labour. Can J Anaesth. 1998; 45: 893-7.
12） Weitz SR, Drasner K. Spontaneous intracranial hypotension: a series. Anesthesiology. 1996; 85: 923-5.
13） Pannullo SC, Reigh JB, Krol G, et al. MRI changes in intracranial hypotension. Neurology. 1993; 43: 919-26.
14） Beck CE, Rizk NW, Kiger LT, et al. Intracranial hypotension presenting with severe encephalopathy. Case report. J Neurosurg. 1998; 89: 470-3.
15） Ferrante E, Savino A, Brioschi A, et al. Transioent occulomotor cranial nerve palsy in spontaneous intracranial hypotension. J Neurosurg Sci. 1998; 42: 177-9.
16） Pakiam AS, Lee C, Lang AE. Intracranial hypotension with parkinsonism, ataxia, and bulbar weakness. Arch Neurok. 1999; 56: 869-72.
17） Jimenez-Jimenez Fj, Sayed Y, Ayuso-Peralta L, et al. Reversible bitemporal hemianopsioa related to iatologenic intracranial hypotension. J Neurol. 2000; 274: 461-2.
18） Arai M, Takada T, Nozue M. Orthostatic tinnitus: an otological presentation of spontaneous intracranial hypotension. Auris Nasus Larynx. 2003; 30: 85-7.
19） Nowak DA, Rodiek SO, Zinner J, et al. Broadening the clinical spectrum: unusual presentation of spontaneous cerebrospinal fluid hyprovolemia. Case report. J Neurosurg. 2003; 98: 903-7.
20） Bloch J, Regli L. Brain stem and cerebellar dysfunction after lumbar spinal fluid drainage: case report. J Neurol Sci. 2003; 31: 992-4.
21） Peng PW. Intracranial hypotension with severe neurological symptoms resolved by epidural blood patch. Can J Neurol Sci. 2004; 31: 569-71.
22） Hong M, Shah GV, Adams KM, et al. Spontaneous intracranial hypotension causing reversible frontotemporal dementia. Neurology. 2002; 58: 1285-7.
23） Yamamoto M, Suehiro T, Nakata H, et al. Primary low cerebrospinal fluid pressure syndrome associated with galactorrhea. Intern Med. 1993; 32: 228-31.
24） Schievink WI, Tourje T. Intracranial hypotension without meningeal enhancement on magnetic resonance imaging. Case report. J Neurosurg. 2000; 92: 475-7.

5 鑑別疾患

鑑別診断

1. 一次性頭痛

片頭痛，緊張型頭痛，群発頭痛，新規発症持続性連日性頭痛など

2. 二次性頭痛

頭部外傷後遺症，外傷性頚部症候群，頚椎捻挫，頚原性頭痛（頚椎症，頚椎椎間板ヘルニアなど），虚血性脳卒中，頭蓋内出血，くも膜下出血，動静脈奇形，脳腫瘍，頭蓋内圧亢進性頭痛，アルコール誘発頭痛，薬剤の使用過多による頭痛（薬物乱用頭痛），薬物離脱による頭痛，髄膜炎，脳膿瘍，全身感染症，睡眠時無呼吸症候群，褐色細胞腫，甲状腺機能低下症，緑内障，副鼻腔炎，耳疾患，歯・顎の障害，精神病性障害（うつ病など），身体表現性障害など（注: 国際頭痛分類第 3 版に記載されている順番）

3. その他の頭痛

三叉神経痛，後頭神経痛，舌咽神経痛，体位性頻脈症候群（POTS）など

4. その他

尿崩症，正常圧水頭症，多発性硬化症，パーキンソン症候群，脊髄小脳変性症，脊髄腫瘍，結核，メニエール病，膠原病，関節リウマチ，肥厚性硬膜炎，悪性腫瘍の硬膜浸潤，脳ヘルニア，キアリ奇形，くも膜嚢胞，脊髄硬膜外拡張静脈，脊髄硬膜外脂肪組織，脊髄硬膜外血腫，自律神経失調症，慢性疲労症候群，不定愁訴など

解説

脳脊髄液漏出症は国際頭痛分類第 3 版の中で，「低髄液圧による頭痛（硬膜穿刺後頭痛，脳脊髄液瘻性頭痛，特発性低頭蓋内圧性頭痛）」に該当する[1,2]．このため，頭痛を呈する疾患すべてを鑑別する必要がある．また，脳脊髄液漏出症は，頭痛のみならず，頚部痛，耳鳴，聴力変化，光過敏，悪心などを伴う場合が多く，そのような症状を呈する疾患も鑑別する[3-5]．

JCOPY 498-32842

典型的な起立性頭痛を呈する場合，体位性頻脈症候群（postural orthostatic tachycardia syndrome: POTS）の鑑別が必要となる[1-3]．POTSは起立により，血圧低下はないものの，心拍数が増加し（30回/分以上），起立時にたちくらみ，めまい，倦怠感，頭痛などを伴う疾患である[6,7]．頭痛は起立性頭痛であり，高頻度にみられる．しかし，脳脊髄液漏出症とPOTSを臨床的に鑑別することは必ずしも容易ではない．なぜなら，脳脊髄液漏出症の患者では，頭蓋内の低髄圧を代償するために，生理的に起立時の頻脈を伴う場合があるためである．つまり，脳脊髄液漏出症の患者は2次的にPOTSを合併しうることを念頭に置くべきである．また，尿崩症や頚原性頭痛の患者でも，体位性の頭痛を呈する場合があり，鑑別疾患として重要である[8]．

頭部MRIによる硬膜造影所見は低髄液圧症を疑う一つの有力な根拠であるが，肥厚性硬膜炎，悪性腫瘍の硬膜浸潤などの多くの疾患で硬膜が造影されるため，これらを除外する必要がある[3]．脊髄MRIにおける硬膜外脳脊髄液と鑑別すべき所見として硬膜外の拡張静脈，脂肪組織，血腫でもみられうるため注意を要する[9]．

【文献】

1） Headache Classification Committee of the International Headache Society（IHS）. The international classification of headache disorders. 3rd edition. Cephalalgia. 2018; 38: 102-4.
2） 国際頭痛学会・頭痛分類委員会，著．日本頭痛学会・国際頭痛分類委員会，訳．国際頭痛分類第3版．東京: 医学書院; 2018.
3） 日本神経学会・日本頭痛学会，監修．慢性頭痛の診療ガイドライン作成委員会，編．慢性頭痛の診療ガイドライン2013．東京: 医学書院; 2013.
4） 脳脊髄液減少症研究会ガイドライン作成委員会，編．脳脊髄液減少症ガイドライン2007．東京: メディカルレビュー社; 2007.
5） 松本英之，宇川義一．脳脊髄液減少症．日内会誌．2011; 100: 1076-83.
6） Mokri B, Low PA. Orthostatic headaches without CSF leak in postural tachycardia syndrome. Neurology. 2003; 61: 980-2.
7） Benarroch EE. Postural tachycardia syndrome: a heterogeneous and multifactorial disorder. Mayo Clin Proc. 2012; 87: 1214-25.
8） Schievink WI, Deline CR. Headache secondary to intracranial hypotension. Curr Pain Headache Rep. 2014; 18: 457.
9） Hosoya T, Hatazawa J, Sato S, et al. Floating dural sac sign is a sensitive magnetic resonance imaging finding of spinal cerebrospinal fluid leakage. Neurol Med Chir（Tokyo）. 2013; 53: 207-12.

6 診断法

A 画像診断

1 頭部 MRI，脊髄 MRI

画像診断総論

脳脊髄液漏出症の診断は，臨床的に本疾患を疑うことからはじまる．本疾患を客観的に診断できる唯一の検査法が画像診断であるが，画像診断といえども脳脊髄液の容積を計測することはできない．画像で確認できるのは，脳脊髄液の漏出所見と低髄液圧に起因する所見である．

脳脊髄液漏出症の画像診断法は，大きく 2 つに分けて整理しておくとよい．腰椎穿刺を必要としない画像診断法と腰椎穿刺が必要な画像診断法である．腰椎穿刺を必要としない画像診断法としては，頭部 MRI と脊髄 MRI，MR ミエログラフィーがあげられる．いずれもスクリーニング検査として有用であるばかりでなく，脊髄 MRI で適切な追加検査を加えれば確定的所見を得ることもできる．腰椎穿刺が必要な画像診断法としては，CT ミエログラフィーおよび RI 脳槽シンチグラフィーがある[1-4]．脳脊髄液漏出の確定や漏出部位の診断に重要な検査であるが，一度腰椎穿刺を行うと常に穿刺部漏出の可能性を考慮しておく必要がある．したがって，脳脊髄液の画像診断に際しては，まず腰椎穿刺を必要としない頭部 MRI と脊髄 MRI を行うべきである．脊髄 MRI の前に腰椎穿刺を行ってしまうと，医原性の脳脊髄液漏出と真の脳脊髄液漏出とを区別できなくなってしまう[5,6]．

頭部 MRI

頭部 MRI で見られる低髄液圧症の所見は脳脊髄液漏出症と密接な関連を有しており，頭部 MRI で低髄液圧症の所見があればほぼ脳脊髄液漏出症と診断できる．ただし，本所見は症状が出現してすぐの急性期には見られない．症状が良くなりかける 1～3 週目ごろから明瞭になり 1 カ月程度持続する所見である[7,8]．したがって，脳脊髄液漏出症の全例に本所見が見られるわけではないし，本所見がないからといって脳脊髄液漏出症を否定することもできない．

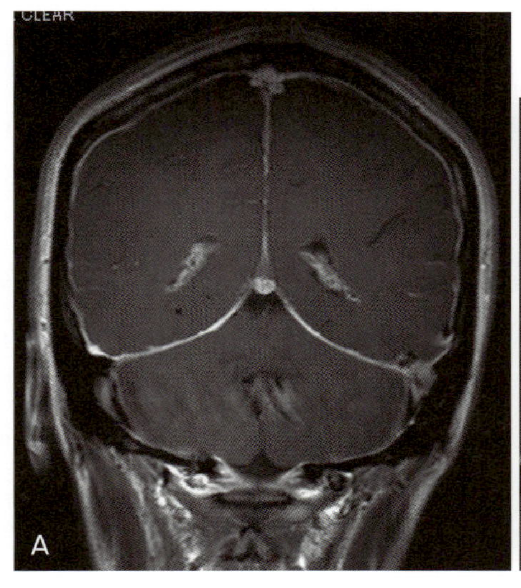

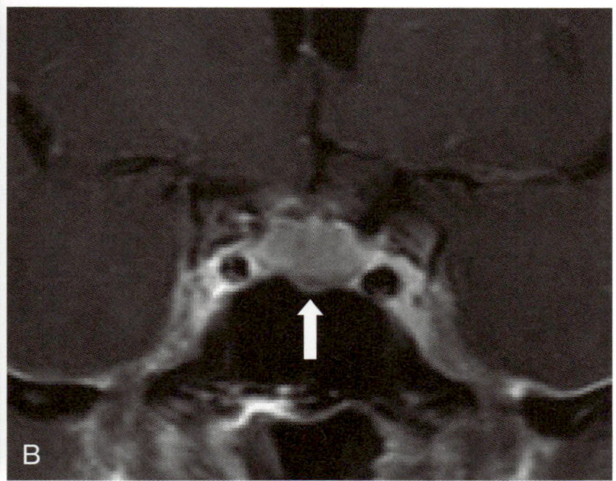

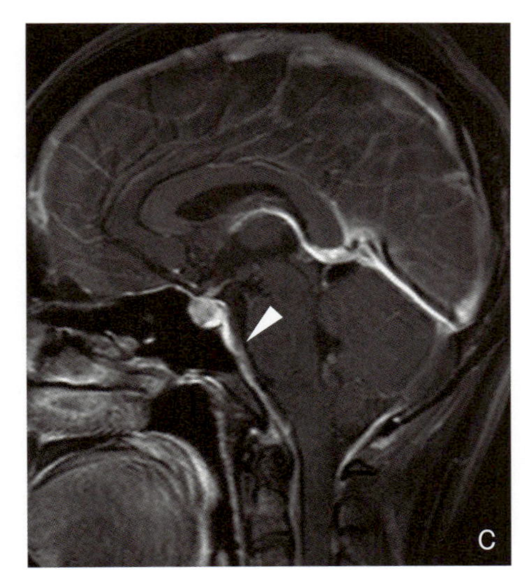

■図 1■低髄液圧症の画像

A：造影 T1 強調画像冠状断像．硬膜のびまん性肥厚を認める．

B：造影 T1 強調画像冠状断像（下垂体）．下垂体腫大および下下垂体静脈の拡張（⇨）を認める．

C：造影 T1 強調画像矢状断像．下垂体腫大および下下垂体静脈拡張（△）を認める．

低髄液圧症の画像所見としては，硬膜の肥厚が最も重要である．造影剤投与後の T1 強調画像の 3 方向撮像で評価する．冠状断像での評価がわかりやすく，テントから大脳穹窿部まで途切れなく均一に増強される(**図 1**)．肥厚性硬膜炎でみられる局所的な肥厚所見とは異なっており，比較的典型的である[9-12]．

びまん性硬膜肥厚の他には，硬膜下血腫や硬膜下水腫，下垂体腫大，静脈や静脈洞の拡張，脳表ヘモジデリン沈着症などの所見がみられる（**図 1**）[1,11-16]．

脊髄 MRI

脊柱管の硬膜外腔に静脈血以外の水貯留を証明できれば，脳脊髄液の漏出と診断できる[17)]．硬膜外腔を脊柱管内と脊柱管外に分けて考えておくと理解しやすい．漏出した脳脊髄液は脊柱管内硬膜外をある程度満たしたのち，脊柱管外に広がると考えられる[18-21)]．

MRI では，脂肪抑制 T2 強調画像と造影 T1 強調画像が必要である．それぞれ矢状断像と水平断像の 2 方向撮像が望ましい．矢状断像は全体像の把握や漏出部位範囲の把握に役立つ．水平断像が特に重要で，全脊椎を脂肪抑制 T2 強調水平断像でできるだけ密に撮像する[18,19,22)]．硬膜外脂肪と区別するために，脂肪抑制法を用いた T2 強調画像にするか同一部位の T1 強調画像を撮像しておく．硬膜外に水貯留を見たら，静脈と区別するために造影後の T1 強調画像を追加する．T2 強調画像で水信号を示し，静脈が除外できれば漏出した脳脊髄液と診断できる（**図 2，3**）[2)]．

典型的な脳脊髄液漏出症では，脊柱管内の硬膜外に水貯留が認められ，硬膜嚢があたかも水に浮いているように見える．“floating dural sac sign（FDSS）”とよばれ，診断的価値が高い（**図 4**）[2)]．ただし，脳脊髄液の flow artifact を FDSS と誤ってはならない．flow artifact は全周性でなく，連続性に乏しい．上下にも連続せず，その位置も一定しないことが多い．また，厚みが一定でなく，硬膜にしては局所に厚い部分があることが flow arti-

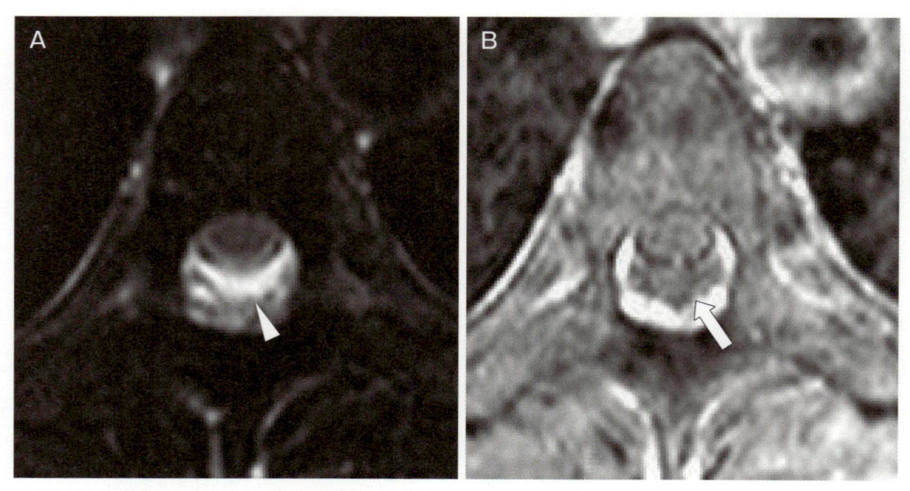

■図 2■脂肪抑制 T2 強調画像と造影 T1 強調画像

A：脂肪抑制 T2 強調画像軸位断像．硬膜嚢背側に水信号と考えられる高信号を認める（△）．

B：造影 T1 強調画像軸位断像．造影効果は見られず，硬膜外の液体であることがわかる（⇨）．

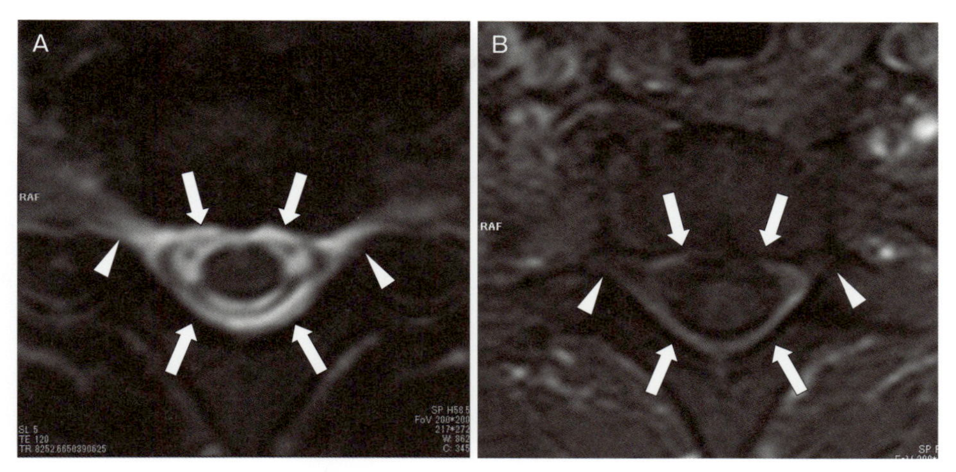

■図 3■ 脂肪抑制 T2 強調画像と造影 T1 強調画像

A: 脂肪抑制 T2 強調画像では硬膜周囲に高信号の髄液漏出があるように見える（⇨）.
B: 脂肪抑制 T1 強調画像では硬膜の腹側と背側は造影され静脈であるとわかる（⇨）.
一方，神経根周囲は造影されておらず（△），この部位が髄液漏出であるとわかる.

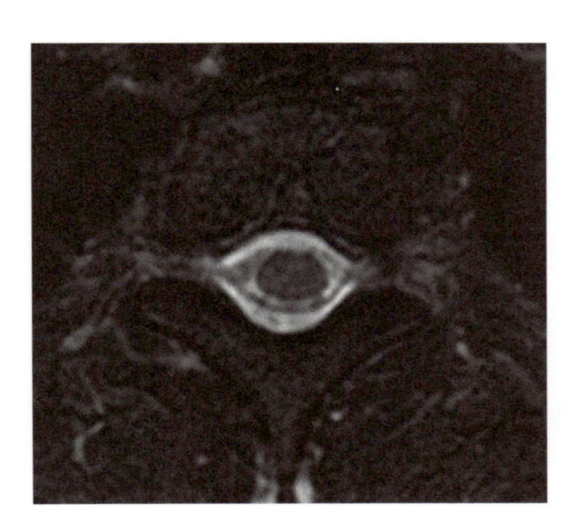

■図 4■ 脂肪抑制 T2 強調画像（上位胸椎レベル）

硬膜囊周囲を高信号が取り囲むいわゆる“floating dural sac sign”を認める.

fact の特徴である（**図 5**）．これらの所見を注意深く観察し，flow artifact を除外することが肝要である．撮像に FIESTA，CISS，TrueFISP や Balanced sequence といった Steady state free precession 法（SSFP 法）を用いれば，flow artifact を解消できる[23]．疑わしい場合や flow artifact との鑑別が困難な場合には，オプションとして撮像すると診断に有用である．また，FDSS の所見がごく軽微で不明瞭な場合は，後に行う CT ミエログラフィーの所見を参考にし，所見を確定する必要がある[2]．

脊髄 MRI の前に CT ミエログラフィーや RI ミエログラフィーを施行している場合に

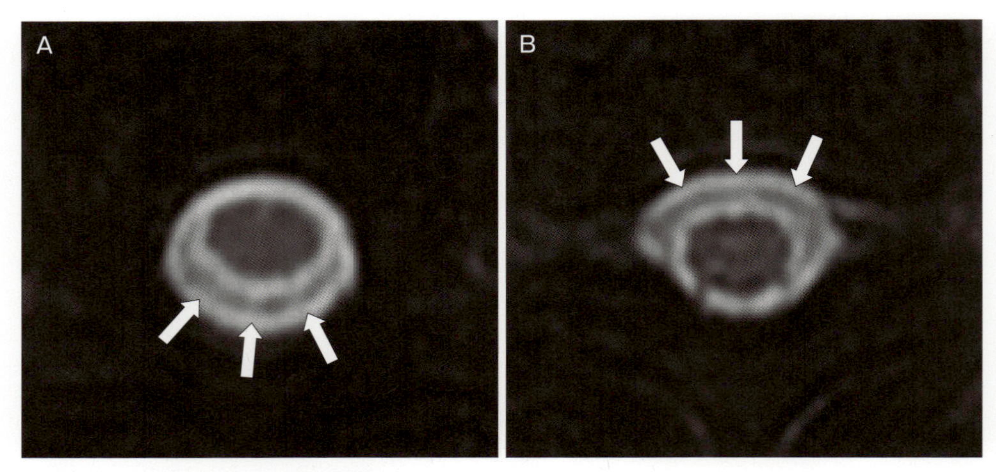

■ 図 5 ■ Flow artifact の画像

A，B とも同一症例．脳脊髄液の flow artifact（⇨）は，1）硬膜と思われるものが全周性ではなく，かつ均一の厚みではない，2）上下のスライスで位置が一定しない，といった特徴を持つ．

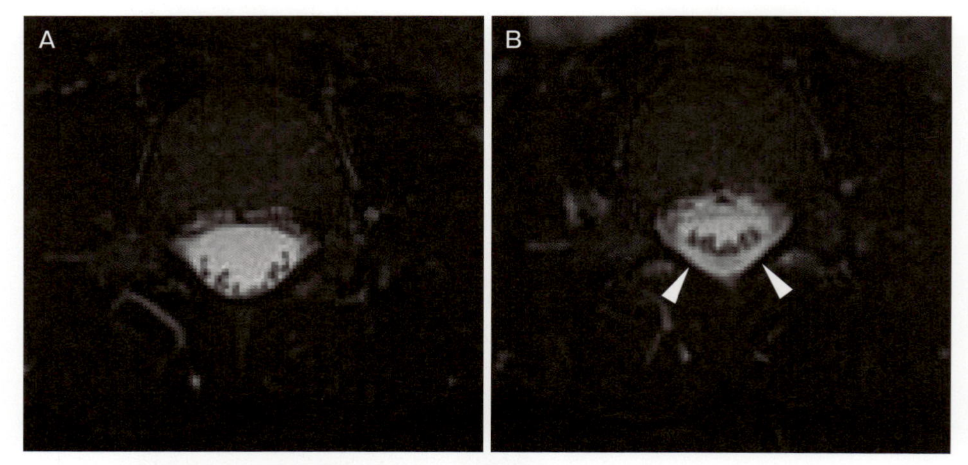

■ 図 6 ■ 腰椎穿刺前後の脂肪抑制 T2 強調画像

A：腰椎穿刺前の脂肪抑制 T2 強調画像（腰椎レベル）．

B：腰椎穿刺直後の脂肪抑制 T2 強調画像（A と同レベル）．硬膜嚢周囲に高信号を示す水信号が出現しており（△），穿刺後に生じた医原性の髄液漏出と考えられる．

（福山医療センター脳神経外科 守山英二先生のご厚意による）

は，診断に注意する必要がある．硬膜穿刺部からの脳脊髄液漏出が生じ，真の漏出との区別ができなくなる．諸家の報告では腰椎穿刺後に 50％前後の症例に医原性の脳脊髄液漏出が見られる[5,6]．実際，我々の検討でも，穿刺前に FDSS が認められなかった症例の約半数に穿刺部周囲を主体とした新たな漏出が観察されている（**図 6**）．

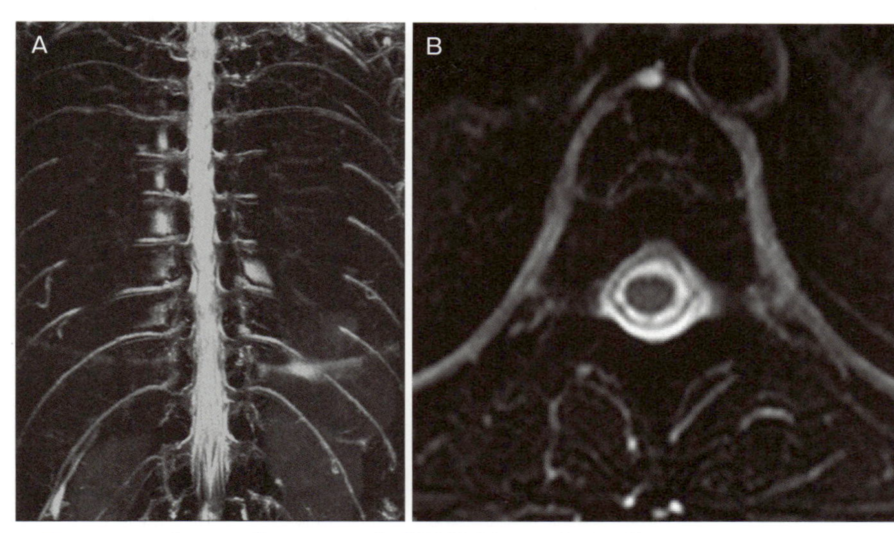

■図7■MR ミエログラフィーと脂肪抑制 T2 強調画像
A: MR ミエログラフィーでは明らかな髄液漏出像を認めない.
B: しかし, 脂肪抑制 T2 強調画像では下位胸椎レベルに "floating dural sac sign" を認め, 髄液漏出の所見である.

MR ミエログラフィー

脳脊髄液減少症の診断・治療の確立に関する研究班（嘉山班）が発足された当初，MR ミエログラフィーは MRI を用いた診断法の主流であった．頚〜腰部の広範囲を比較的短時間で撮像でき，簡便に評価できるからである．しかしながら，研究班の検討では脊柱管内にとどまる脳脊髄液漏出の検出には限界があり，所見陽性率は思いの外低かった．Partial volume effect のためと考えられる．脊柱管外にあふれ出た脳脊髄液の検出には適しているが，artifact との区別が難しいことも多い（**図 7**）．

検査法と判定基準

頭部造影 MRI 検査，脊髄 MRI 検査，MR ミエログラフィーの撮像法，画像所見と判定基準についてまとめておく．

A. 脳 MRI

1. 撮像法

1）Gd 造影 T1 強調画像脂肪抑制　3 方向（軸位，冠状断，矢状断: SE 法）

2）FLAIR，T2 強調画像（造影後でも可）＋α（拡散強調画像，など）

2. 画像所見

1）びまん性の硬膜造影所見 diffuse dural enhancement

【判定基準】

硬膜に両側対称性にびまん性かつ連続性に造影効果と硬膜の肥厚を認める．

① 冠状断像で大脳鎌および小脳テントが連続的に造影されること．

② 少なくとも連続する 3 cm 以上の範囲で造影効果が確認できること．

③ 造影程度は少なくとも大脳皮質よりも高信号を示すこと．

【特徴】

低髄液圧症の特徴的所見として，広く受け入れられている所見である．

低髄液圧症であっても，時期によっては認められないことがある．

脳脊髄液漏出症と強い関連がある．

【解釈】

びまん性の硬膜増強所見があれば，低髄液圧症の「強疑」所見とする．

びまん性の硬膜増強所見がなくても，低髄液圧症を否定はできない．

低髄液圧症の所見があれば，脳脊髄液漏出症の可能性が高い．

2）硬膜下水腫 subdural effusion

【判定基準】

硬膜とくも膜間に液体貯留を認める．

① T2 強調像では脳脊髄液とほぼ同等の均一な高信号を呈する．

② FLAIR 法では脳脊髄液よりも高信号を呈することがある．

注: 脳萎縮に伴うくも膜下腔の拡大と混同してはいけない．

【特徴】

低髄液圧症の随伴所見として，広く受け入れられている所見である．

外傷や脳萎縮に伴い，低髄液圧症とは関係なく臨床的にしばしばみられる所見でもある．

本所見単独では診断的意義が乏しい．

【解釈】

低髄液圧症の「参考」所見とする．

B. 脊髄 MRI/MR ミエログラフィー

＊腰椎穿刺施行前に実施する．

1. 撮像法（脊髄）

1）全脊髄横断像（T2 強調画像脂肪抑制＋Gd 造影 T1 強調画像脂肪抑制）

＊T2 強調脂肪抑制が難しい場合は T1 および T2 強調画像で代用する.

2）MR ミエログラフィー

a. 頚椎から胸椎レベル正面，側面

b. 胸椎から腰椎レベル正面，側面

2. 画像所見

1）硬膜外脳脊髄液

【判定基準】

硬膜外に脳脊髄液の貯留を認める.

① 硬膜外に水信号病変を認めること.

② 病変は造影されないこと.

③ 病変がくも膜下腔と連続していること.

＊静脈叢やリンパ液との鑑別が必要である.

＊perineural cyst や正常範囲の nerve sleeve 拡大を除外する必要がある.

【特徴】

脊髄 MRI の脂肪抑制 T2 強調水平断像と脂肪抑制造影 T1 強調水平断像による脊柱管内における硬膜外脳脊髄液の所見は診断能が高い.

MIP 像（MR ミエログラフィー）における所見の陽性率は低いが，重要な所見である.

【解釈】

硬膜外の水信号病変のみの場合，脳脊髄液漏出の「疑」所見とする.

病変が造影されない場合，脳脊髄液漏出の「強疑」所見とする.

病変がくも膜下腔と連続している場合，脳脊髄液漏出の「強疑」所見とする.

病変が造影されず，かつくも膜下腔と連続している場合，脳脊髄液漏出の「確実」所見とする.

【文献】

1）Watanabe A, Horikoshi T, Uchida M, et al. Diagnostic value of spinal MR imaging in spontaneous intracranial hypotension syndrome. AJNR Am J Neuroradiol. 2009; 30: 1471-51.
2）Hosoya T, Hatazawa J, Sato S, et al. Floating dural sac sign is a sensitive magnetic resonance imaging finding of spinal cerebrospinal fluid leakage. Neurol Med Chir (Tokyo). 2013; 53: 207-12.
3）Monteith TS, Kralik SF, Dillon WP, et al. The utility of radioisotope cisternography in low CSF/volume syndromes compared to myelography. Cephalalgia. 2016 Jan 27. pii:

0333102416628467.
4) Mokri B. Radioisotope cisternography in spontaneous CSF leaks: interpretations and misinterpretations. Headache. 2014; 54: 1358-68.
5) Sakurai K, Nishio M, Sasaki S, et al. Postpuncture CSF leakage: a potential pitfall of radionuclide cisternography. Neurology. 2010; 75: 1730-4.
6) Wang YF, Fuh JL, Lirng JF, et al. Cerebrospinal fluid leakage and headache after lumbar puncture: a prospective non-invasive imaging study. Brain. 2015; 138: 1492-8.
7) Fuh JL, Wang SJ, Lai TH, et al. The timing of MRI determines the presence or absence of diffuse pachymeningeal enhancement in patients with spontaneous intracranial hypotension. Cephalalgia. 2008; 28: 318-22.
8) Kranz PG, Amrhein TJ, Choudhury KR, et al. Time-dependent changes in dural enhancement associated with spontaneous intracranial hypotension. AJR Am J Roentgenol. 2016; 207: 1283-7.
9) Antony J, Hacking C, Jeffree RL. Pachymeningeal enhancement-a comprehensive review of literature. Neurosurg Rev. 2015; 38: 649-59.
10) Hori S, Taoka T, Miyasaka T, et al. Dural thickening of the internal auditory canal in patients with spontaneous intracranial hypotension syndrome. J Comput Assist Tomogr. 2016; 40: 297-300.
11) Park ES, Kim E. Spontaneous intracranial hypotension: clinical presentation, imaging features and treatment. J Korean Neurosurg Soc. 2009; 45: 1-4.
12) Tian W, Zhang J, Chen J, et al. A quantitative study of intracranial hypotensive syndrome by magnetic resonance. Clin Neurol Neurosurg. 2016; 141: 71-6.
13) Alcaide-Leon P, López-Rueda A, Coblentz A, et al. Prominent inferior intercavernous sinus on sagittal T1-weighted images: a sign of intracranial hypotension. AJR Am J Roentgenol. 2016; 206: 817-22.
14) Savoiardo M, Minati L, Farina L, et al. Spontaneous intracranial hypotension with deep brain swelling. Brain. 2007; 130: 1884-93.
15) Schievink WI, Maya MM, Nuño M. Chronic cerebellar hemorrhage in spontaneous intracranial hypotension: association with ventral spinal cerebrospinal fluid leaks: clinical article. J Neurosurg Spine. 2011; 15: 433-40.
16) Beck J, Gralla J, Fung C, et al. Spinal cerebrospinal fluid leak as the cause of chronic subdural hematomas in nongeriatric patients. J Neurosurg. 2014; 121: 1380-7.
17) Starling A, Hernandez F, Hoxworth JM, et al. Sensitivity of MRI of the spine compared with CT myelography in orthostatic headache with CSF leak. Neurology. 2013; 81: 1789-92.
18) Wang YF, Lirng JF, Fuh JL, et al. Heavily T2-weighted MR myelography vs CT myelography in spontaneous intracranial hypotension. Neurology. 2009; 73: 1892-8.
19) Tsai PH, Fuh JL, Lirng JF, et al. Heavily T2-weighted MR myelography in patients with spontaneous intracranial hypotension: a case-control study. Cephalalgia. 2007; 27: 929-34.
20) Tomoda Y, Korogi Y, Aoki T, et al. Detection of cerebrospinal fluid leakage: initial experience with three-dimensional fast spin-echo magnetic resonance myelography. Acta Radiol. 2008; 49: 197-203.
21) Yoo HM, Kim SJ, Choi CG, et al. Detection of CSF leak in spinal CSF leak syndrome using MR myelography: correlation with radioisotope cisternography. AJNR Am J Neuroradiol. 2008; 29: 649-54.
22) Verdoorn JT, Luetmer PH, Carr CM, et al. Predicting high-flow spinal CSF leaks in spontaneous intracranial hypotension using a spinal MRI-based algorithm: have repeat CT myelograms been reduced? AJNR Am J Neuroradiol. 2016; 37: 185-88.
23) Egawa S, Yoshii T, Sakaki K, et al. Dural closure for the treatment of superficial siderosis. J Neurosurg Spine. 2013; 18: 388-93.

A 画像診断

2 RI 脳槽シンチグラフィー

脳脊髄液漏出の診断における RI 脳槽シンチグラフィーの意義

この検査は脳脊髄液漏出の診断の中で動的・量的な評価ができる唯一の検査である．国際頭痛分類第 3 版で過去の検査法として低い評価がされているが，クリアランスや SPECT 画像など新たな技術により診断価値は損なわれていない．通常 CT ミエログラフィーと同時に検査を行っている．

RI 脳槽シンチグラフィーの原理と歴史

RI 脳槽シンチグラフィーは 1953 年に Bauer らが髄腔内に ^{131}I 人血清アルブミンを投与したことに始まる．その後 DiChiro により神経核医学検査法として確立された．1970 年代に ^{111}In DTPA が開発され，広く使用されている．従来は主に水頭症の診断に用いられていたが脳脊髄液漏出の診断にも用いられるようになった．

RI 脳槽シンチグラフィーによる脳脊髄液漏出の感度について

RI 脳槽シンチグラフィーは CT ミエログラフィーや MR ミエログラフィーに比べ感度は高いと考えられるが，ガンマカメラによる撮像は空間解像度が CT や MRI にくらべ劣るため，微妙な漏出を画像に描出することはできない．SPECT を活用することにより，画像描出は改善している．

RI 脳槽シンチグラフィー検査法

RI はアレルギーを引き起こす可能性はないが，同時に CT ミエログラフィーを施行する場合，注入するオムニパーク®240 はアレルギー反応を引き起こすことがあり得るので細胞外液補充輸液などで静脈路確保しておく．

1．実施法

① 原則として，CT ミエログラフィーと RI 脳槽シンチグラフィーを同時に施行する．

やむを得ない場合は，それぞれを単独で実施してもよい．

② 脳脊髄液腔用造影剤オムニパーク 240（またはイソビスト 240）および RI 脳槽シンチグラフィー用放射性医薬品 Indium-111 標識ジエチレントリアミン 5 酢酸（^{111}In DTPA）注射液を使用する．

③ 無菌操作と汚染に注意し，無菌ディスポーザブル手袋をもちいて，23 ゲージ以上の細いディスポーザブル穿刺針（25 G ペンシルポイント針を推奨）で腰椎穿刺する．穿刺は第 3/4 腰椎間，第 4/5 腰椎間で行う．脳脊髄液の流出を確認したら延長チューブを接続して髄液圧を測定した後，髄液検査用として約 2 mL の脳脊髄液を採取，その後延長チューブからオムニパーク 240 10 mL をゆっくり注入し生理食塩水 2 mL で wash out し，^{111}In DTPA 37 MBq をゆっくり注入し抜針する．

2. 撮像法

注入後 2〜3，4〜6，および 24 時間に，中エネルギー用コリメータを装着したガンマカメラを用いて，頭部を含めた背腹 2 方向からの平面像を撮像する．なお，注入手技の成否と穿刺部漏出の確認，24 時間残存率算定のための reference として注入 1 時間以内に頭部を含めた背面像と側面像を撮影する．画像表示は最大カウントの 20％に画像表示のピークを設定すること．

3. 脳脊髄液循環動態の解析法

1）24 時間 RI 残存率

RI 脳槽シンチグラフィーにおいて，注入直後の RI カウントを，24 時間後の髄液腔の RI カウントで除した値を 24 時間残存率と定義する．

2）RI クリアランス

RI 注入後 2〜3 時間，4〜6 時間の脳槽シンチグラフィー全身背面像で，頭部および脊柱管を含む関心領域を設定し，全カウント（T）を測定する．脊柱管近傍に腎臓が描出されている場合は左右の腎臓を含む領域に関心領域を設定し全カウントを測定する（左右腎のカウントの和を K とする）．（T−K）により，各撮像時間（X）における残存カウント R を求める．$R=Ae^{-cx}$（A は定数）によりクリアランス C を求める．

4. 画像判定基準と解釈

1）硬膜外の RI 集積

【判定基準】

＜陽性所見＞

① 正・側面像で片側限局性の RI 異常集積を認める.

② 正面像で非対称性の RI 異常集積を認める.

③ 頚～胸部における正面像で対称性の RI 異常集積を認める.

＜付帯事項＞

腰部両側対称性の集積（クリスマスツリー所見など）は参考所見とする.

＜読影の注意事項＞

① 正確な体位で撮像されていること，側弯症がないこと.

② 腎や静脈叢への集積を除外すること.

③ perineural cyst や正常範囲の nerve sleeve 拡大を除外すること.

④ 複数の画像表示条件で読影すること.

【特徴】

本法は脳脊髄液漏出のスクリーニング検査法と位置づけられる.

本法のみで脳脊髄液漏出を確実に診断できる症例は少ない.

【解釈】

片側限局性の RI 異常集積は，脳脊髄液漏出の「強疑」所見とする.

非対称性の RI 異常集積は，脳脊髄液漏出の「疑」所見とする.

頚～胸部における対称性の集積は，脳脊髄液漏出の「疑」所見とする.

2）脳脊髄液循環不全

【判定基準】

24 時間像で脳槽より円蓋部の RI 集積が少なく，集積の遅延がある.

＊いずれかの時相で，脳槽内への RI 分布を確認する必要がある.

【特徴】

脳脊髄液漏出がある場合に，一定の頻度で認められる.

【解釈】

円蓋部の RI 集積遅延は，脳脊髄液循環不全の所見とする.

脳脊髄液漏出の「疑」所見に加えて脳脊髄液循環不全が認められた場合，脳脊髄液漏出の「強疑」所見とする.

脳脊髄液漏出の「強疑」所見に加えて脳脊髄液循環不全が認められた場合，脳脊髄液漏出の「確実」所見とする.

5. 付帯事項

RI の硬膜外注入の画像

直後から複数の神経根部に RI 貯留がみられ，膀胱内に著明な RI 集積がみられる．

half in half out（ランセット針を用いた場合，硬膜内外に RI が注入されることがある．ペンシルポイント針でこのようなことが起こるのはきわめて稀である）の場合は直後から神経根と膀胱に RI 集積がみられ，2.5 時間以後は頚胸椎，頭蓋内に比較的淡い RI 集積がみられる．大量に漏れている場合は早期に硬膜外に RI が漏出し，硬膜外注入と同じ画像になることがあり，硬膜外穿刺との区別は困難である．この場合は CT ミエログラフィーや MR ミエログラフィー画像と比較検討する必要がある．

今後の課題

RI 脳槽シンチグラフィーの判定を複雑にしているのは，この検査が硬膜穿刺により RI を注入するため，針孔からの髄液の漏出と本来の髄液漏出が区別できない点にある．多くの例をみていると 25 G ペンシルポイント針での硬膜穿刺は多少の髄液の漏出は避けられないが，クリスマスツリーのように夥しい漏出は起こりえないのではないかと思われる．針孔からどれくらい漏れるのかを実験などで詳細に調べる必要がある．また硬膜外に集積した髄液は神経根から脊柱管外に流出するがこの程度は髄液漏出量に比例すると考えられる．硬膜外に流出した髄液は速やかにリンパ系や静脈系に回収されるが，その程度は個人差があり画像の濃さに反映すると思われる．

1. 脳脊髄液循環不全は大量に脳脊髄液漏出がある場合は認められるが，比較的少量の漏れの場合には 24 時間での円蓋部の RI 集積はほとんどみられない．脳脊髄液循環不全は前述の脳脊髄液循環動態の解析法である 24 時間 RI 残存率やクリアランス値で定量的に評価するほうが科学的と考えられるが，本病態の解析法として確立するためには，今後，正常と漏出の基準値を多数例の解析で行う必要がある．
2. RI 脳槽シンチグラフィーは，感度は高いと思われるが，MRI や CT に比べ，画像の解像度は劣る．しかしながら SPECT 画像の分析で微妙な漏出を示すことが可能になる．

今後，さらに改良を加える必要がある．

JCOPY 498-32842

A 画像診断

3 CT ミエログラフィー

Technical failure（half in half out や穿刺部からの造影剤漏出など）を否定できれば，現時点で最も信頼性が高い検査法である．なぜなら，空間分解能が高く，周囲と解剖学的な位置関係が明瞭に示されるからである．硬膜外に造影剤を証明できれば，脳脊髄液漏出の「確実」所見である．硬膜の欠損や漏出部位を特定できれば，脳脊髄液漏出の「確定」所見である．硬膜下腔への造影剤漏出所見は，理論上考えられるが診断例はなく，異常所見には含めない．それぞれの判定基準と典型症例を以下に示す．

【判定基準[1)]】

1）硬膜外腔への造影剤漏出

① 画像上，解剖学的に硬膜外であることを証明すること．

② 穿刺部位からの漏出と連続しないこと．

③ 硬膜の欠損が特定できる．

④ くも膜下腔と硬膜外の造影剤が連続し，漏出部位を特定できる．

2）硬膜下腔への造影剤漏出

① 画像上，解剖学的に硬膜下腔であることを証明すること．

② 穿刺部位からの漏出と連続しないこと．

③ くも膜の欠損が特定できる．

④ くも膜下腔と硬膜下腔の造影剤が連続し，漏出部位を特定できる．

【典型症例[1]】（図 1）

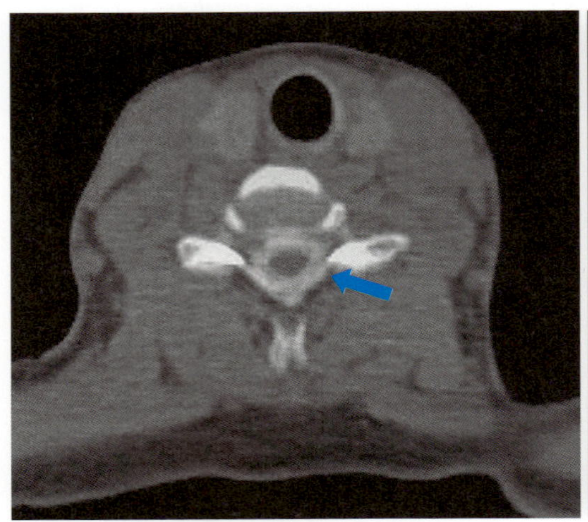
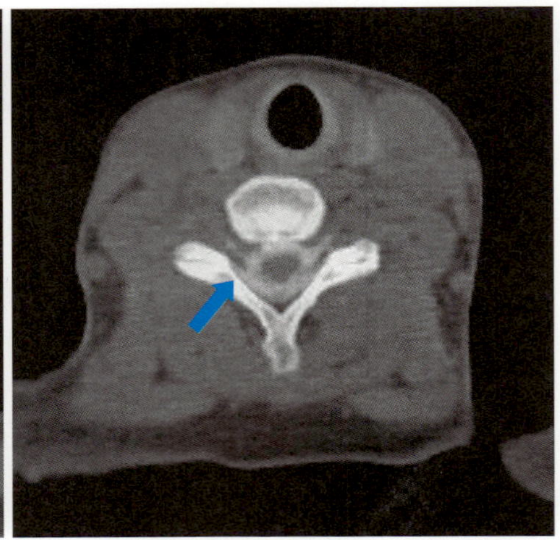

■図 1■頚椎胸椎移行部
（嘉山孝正．脳脊髄液減少症の診断・治療法の確立に関する研究．平成 25～27 年度 総合研究報告書[1]．p.41 より）

造影剤の投与から撮像時間までのどの時点で造影剤が硬膜外腔に漏出するかは特定できず，硬膜外腔の造影剤停滞部が必ずしも硬膜欠損部や漏出部位とは限らないので注意を要する[2]．神経根に沿った脳脊髄液漏出は，CT ミエログラフィー単独では診断が困難であるため，脊髄 MRI の所見との比較が重要である．CT ミエログラフィーの前には必ず脊髄 MRI を撮影することが望ましい（撮像方法は脊髄 MRI の項を参照）．

硬膜外腔における造影の濃度が最も強く，造影の程度が均一である部位をターゲットに硬膜外ブラッドパッチを施行したところ，脳脊髄液漏出と症状の改善を認めたと報告されている[3]．しかし，髄液腔内への造影剤の投与は侵襲的検査であり，CT による被曝を考慮しなければならない．

実施法と撮像法は以下の通りである．

【実施法・撮像法[1]】

① 原則として，CT ミエログラフィーと RI 脳槽シンチグラフィーを同時に施行する．やむを得ない場合は，それぞれを単独で実施してもよい．

（以下は CT ミエログラフィーについてのみ記載）

② 脳脊髄液腔用造影剤オムニパーク® 240 注（またはイソビスト® 240 注）を使用する．

③ 23 G 以上の細い穿刺針（25 G ペンシルポイント針を推奨）で腰椎穿刺する．穿刺は第 3/4 腰椎間，第 4/5 腰椎間で行う．脳脊髄液の逆流を確認したら延長チューブを接続して髄液圧を測定した後，髄液検査用として約 2 mL の脳脊髄液を採取，その後延

JCOPY 498-32842

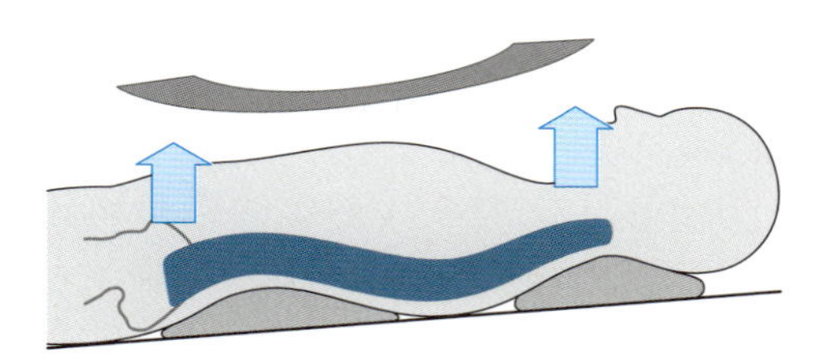

■図 2■ 頭高位/骨盤上位（髄液を流れやすくする体位）

枕やタオルで調整する．
（嘉山孝正．脳脊髄液減少症の診断・治療法の確立に関する研究．平成 25～27 年度総合研究報告書[1]．p.56 より）

長チューブからオムニパーク® 240 注（またはイソビスト® 240 注）10 mL をゆっくり注入する．

④ 高比重の造影剤を全脊椎領域に誘導するため，および造影剤の濃度を均一化するために，頭高位/骨盤上位（**図 2** 参照）を保ちながら，体を 2～3 回転させる．CT 撮像前にも 2 回転以上の回転を行う．

⑤ CT ミエログラフィーは，造影剤注入 1.5 時間後に多列ヘリカル CT 装置で穿刺部を含めた全脊椎を撮像する．0.5～1.5 mm 厚で撮像し，3 mm 厚で観察する．造影剤の漏出が疑われる部位では，連続する元画像を観察して確認する．造影剤が不均等に分布して薄く診断に適さない場合は，当該部位について造影剤注入の 4 時間後に再検査する．観察の際のウインドウレベルは，脳脊髄液腔における造影剤の CT 値の半分とする．

⑥ 撮影終了後最低 3 時間は，頭高位（10～20°の Fowler 体位）での安静とする．常に痙攣の発生に注意し，痙攣が起こった場合には，呼吸抑制に気をつけながらただちにジアゼパム（セルシン®，ホリゾン®）10 mg をゆっくり静注する．

【文献】

1） 嘉山孝正．脳脊髄液減少症の診断・治療法の確立に関する研究．国立研究開発法人日本医療研究開発機構委託研究開発 障害者対策総合研究開発事業（神経・筋疾患分野）．平成 25～27 年度 総合研究報告書．2016.

2） 井田正博．低髄液圧症候群: 画像診断．神経外傷．2007; 30: 30-7.

3） Yoshida H, Takai K, Taniguchi M. Leakage detection on CT myelography for targeted epidural blood patch in spontaneous cerebrospinal fluid leaks: calcified or ossified spinal lesions ventral to the thecal sac. J Neurosurg Spine. 2014; 21: 432-41.

B 髄液圧測定

髄液圧の正常値は 75～170 mmH_2O であり，60 mmH_2O 未満を低髄液圧としている．脳脊髄液漏出症の診断目的での髄液圧測定は，RI 脳槽シンチグラフィーや CT ミエログラフィー施行時の腰椎穿刺に併せて施行することが多く，圧測定のみを目的として行われることは少ない．

腰椎穿刺時の体位について

腰椎穿刺施行時の患者の体位には側臥位と座位の 2 つの方法がある．一般的には側臥位で行うことが多いが，低髄液圧患者においては，側臥位で髄腔に針が刺入されても脳脊髄液が流出しない場合がある．その際は腰椎穿刺後上半身を挙上させて髄液の流出を確認する．この場合，髄液圧は 0 cmH_2O である．

患者を座位にして行えば低髄液圧でも脳脊髄液流出が確認できるが，正確な圧測定はできない上，起立性頭痛を伴った患者に頭痛を我慢させることになる．したがって腰椎穿刺が成功したことを確認したらすぐに側臥位にして髄液圧測定を行う．

腰椎穿刺の手技

① 患者をベッド上で側臥位とし両膝を抱えこませ，臍を見るように頸部を前屈させ，頭部から脊椎全体が水平になるようにする．

② 穿刺予定部位を中心に広く十分に消毒する．

③ 清潔な布を背中に掛け，局所麻酔を施行する．

④ 穿刺は第 4/5 腰椎間あるいは第 3/4 腰椎間で施行する．

⑤ 穿刺針は 21 G 程度の Quincke 針を用いると穿刺しやすく圧測定も容易であるが，穿刺部からの脳脊髄液漏出が起こる可能性が高くなる[1,2]．引き続き脳槽シンチグラフィーや CT ミエログラフィーを施行する場合には偽陽性を引き起こしやすくなるため 25 G あるいはそれより細径のペンシル型穿刺針を使用することが望ましい[1]．ただし穿刺針が細いほど髄液圧測定に時間を要することになる．ペンシル型穿刺針は穿刺時に曲がって挿入されやすいため，付属のガイド針を用いて棘間靱帯あるいは黄色靱帯を貫くところ辺りまでは誘導させる必要がある[3]．

また体型によっては針が相対的に短くて髄液腔に届かない場合もある．

⑥ 針先が硬膜を貫通して髄腔内に入った感触が得られたら内筒を抜いて脳脊髄液の漏

出を確かめる．低髄液圧の場合は脳脊髄液の漏出が確認できない場合もあるため，前述のとおり頭部あるいは上半身を挙上させて確認しなければならないことがある．

⑦ 脳脊髄液の漏出をみたら穿刺針にマノメーターやチューブなどの圧測定器具を取り付ける．患者に足を伸ばさせ，全身の力を抜くように指示してから圧測定を実施する．

⑧ 圧測定が終了したら必要に応じて少量の脳脊髄液採取をする．RI 脳槽シンチグラフィーやCT ミエログラフィーを施行する場合は引き続き核種や造影剤を髄注する．

⑨ 穿刺針を抜去し穿刺部を消毒し，穿刺部をガーゼ保護する．

⑩ 腰椎穿刺後約 3 時間は仰臥あるいは腹臥位で安静にする．

腰椎穿刺の合併症について

腰椎穿刺時の合併症には以下のものがある．

① 感染

② 出血: 硬膜下・硬膜外・くも膜下出血

③ 脊髄損傷: 小児では脊髄が第 3/4 腰椎椎間腔の高さまで達していることがあるのでそれより低い高さで穿刺する必要がある．また穿刺針が神経に接触すると痛みが走り検査後もしばらく痛みが継続する．

④ 硬膜穿刺後頭痛: 国際頭痛分類第 3 版 7. 2. 1 では「腰椎穿刺後，5 日以内に発現し，硬膜穿刺による脳脊髄液漏出に起因する頭痛．通常，項部硬直や自覚的な聴覚症状を伴う．2 週以内に自然軽快する，または硬膜外腰椎パッチによる漏出の閉鎖により軽快する」と定義されている．また「独立した危険因子として，女性，31～50 歳，7. 2. 1『硬膜穿刺後頭痛』の既往，そして硬膜穿刺時の穿刺針の脊柱長軸に対する垂直方向の角度が最近報告された」とコメントされている[4]．

【文献】

1) David Bezov, Sait Ashina, Richard Lipton. Post-dural puncture headache: part Ⅱ-prevention, management, and prognosis. Headache. 2010; 50: 1482-98.

2) Lavi R, Yarnitsky D, Rowe JM, et al. Standard vs atraumatic Whitacre needle for diagnostic lumbar puncture: a randomized trial. Neurology. 2006; 67: 1492-4.

3) Frank RL. Lumbar puncture and post-dual puncture headaches: implications for the emergency physician. J Emerg Med. 2008; 35: 149-57.

4) 国際頭痛学会・頭痛分類委員会，著．日本頭痛学会・国際頭痛分類委員会，訳．国際頭痛分類第 3 版．東京: 医学書院; 2018.

7 治療法

A 保存療法

推奨する項目

・2 週間の安静臥床と十分な水分補給を行う.

・水分補給は経口摂取・補液を含め 1 日 2 L 以上を目安とする.

解説

・保存療法に関するランダム化比較試験は存在しない[1].

・2 週間の安静臥床により脳脊髄液漏出の軽減と漏出部位の自然閉鎖を促す[2,3].

・同時に経口水分摂取や補液を行い脳脊髄液の増加を図る[2,3].

・自然治癒する頻度は不明である.

・薬物療法としては，カフェイン，テオフィリン，コルチコステロイド，消炎鎮痛薬，第 13 凝固因子などがあげられるが，科学的根拠はない[4].

・厚生労働省研究班の保存療法の結果によると，安静臥床と水分補給にて治癒した例は中央判定確実例 22 例中 4 例（18.2%），軽快した例は 1 例（4.5%）であった[5].

【文献】

1) Schievink WI. Spontaneous spinal cerebrospinal leaks and intracranial hypotension. JAMA. 2006; 295: 2286-96.

2) 宮澤康一. 特発性低髄液圧症候群の診断と治療. 脳と神経. 2004; 56: 34-40.
喜多村孝幸. 低髄液圧症候群（脳脊髄液減少症）. 今月の治療. 2005; 13: 549-53.

3) Mokri B. Spontaneous intracranial hypotension Spontaneous CSF leaks. Headache Currents. 2005; 2: 11-22.

4) Nagatani K, Takeuchi S, Wada K, et al. Treatment of spontaneous intracranial hypotension with intravenous Factor XIII administration: initial clinical experience. Turk Nuerosurg. 2015; 25: 69-72.

5) 嘉山孝正. 脳脊髄液減少症の診断・治療法の確立に関する研究. 厚生労働科学研究費補助金 障害者対策総合研究開発事業（神経・筋疾患分野）. 平成 26 年度 総括研究報告書. 2015. p.1-11.

B 硬膜外自家血注入療法（ブラッドパッチ）

脳脊髄液漏出症の治療として臥床安静療法の効果が乏しい場合には，ブラッドパッチを行うことが推奨される[1)]．

ブラッドパッチの目的

脊椎部における脳脊髄液漏出を閉鎖または軽減させる目的で行う[1–3)]．

ブラッドパッチの作用機序

次のような作用機序があるといわれている．

① 注入血液によって硬膜外腔組織の癒着・器質化を促し，脳脊髄液漏出を停止または減少させる効果[2,4,5,15)]

② 硬膜外腔圧を上昇させることによる硬膜嚢への圧迫効果[2,4,15)]

③ 硬膜外腔からの脳脊髄液吸収を減少させる効果[5–8)]

ブラッドパッチの方法

1. 施行時期

脳脊髄液漏出症の治療は，第一に保存療法（臥床安静）を行い，治療効果が不十分な場合にブラッドパッチを行うことが推奨される[3–5,8)]．

なお，脳脊髄液漏出症に頭蓋内硬膜下血腫を伴い，意識障害などの重篤な症状を呈する病態では，緊急的なブラッドパッチが必要な場合がある[7,9)]．

2. 穿刺部位

漏出部が確認できていれば，その近傍からの注入が推奨される[2,3,11)]．漏出部が確認されていない場合には，腰椎部からの注入を行う[8)]．なお，複数の異なった部位に行う方法[5)]や，カテーテルを用いて注入する方法[10,19)]もある．

3. 穿刺方法

腹臥位または側臥位とする．穿刺予定部を消毒したのちに，生理食塩水による抵抗消失法により硬膜外穿刺を行うことが推奨される[2)]．

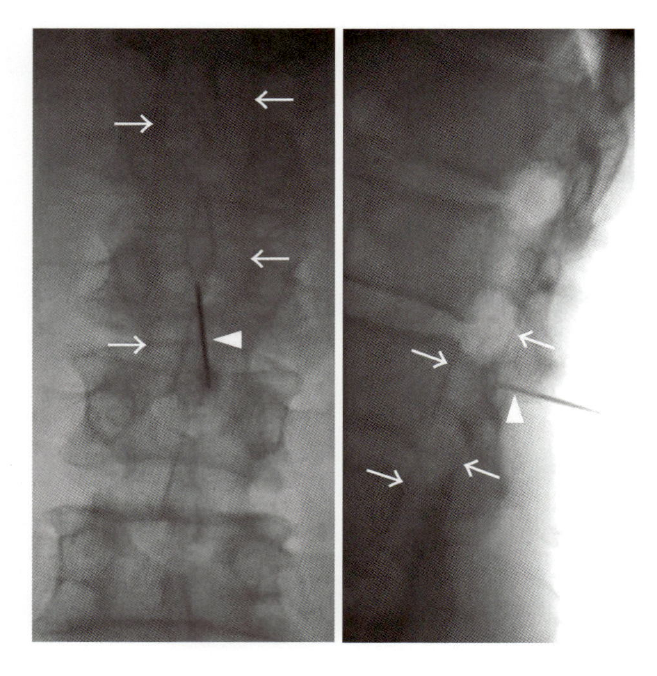

■図 1 ■透視下におけるブラッドパッチ
穿刺針（▲）の位置や方向が確認できるとともに，造影剤を混入させた注入血液の硬膜外腔への広がりが確認できる（→）.

【解説】

腹臥位で行う場合には胸腹部下に枕を入れ，棘突起間を開くようにすることで穿刺が容易になる．硬膜外穿刺に際して空気による抵抗消失法で確認を行うと，気脳症を起こす可能性や，硬膜外腔に気泡が広がり注入血液の拡散障害をきたす可能性が生じる[2,15]．

4. 透視の活用

可能ならば透視下に行うことが推奨される．

【解説】

透視下に行う利点は，以下のようなことがある[2,8,11,12]．

1）正確に目標椎間を確認できる，2）穿刺針の方向を確認できる，3）造影剤を用いることで，針先が硬膜外腔に留置できているかを確認できる，4）注入した血液の広がりを観察することができる（造影剤を自家血に混入する場合）（**図 1**）.

以上のような点から，透視を用いることでより安全で確実性の高いブラッドパッチを行うことができる[2,18]．

5. 血液の注入量

注入量は腰椎部 10～30 mL，胸椎部 10～20 mL，頸椎部 10～15 mL が標準的である[2,12]．上肢静脈より無菌的に採血する．造影剤を用いる場合には，自家血：造影剤（脳

JCOPY 498-32842

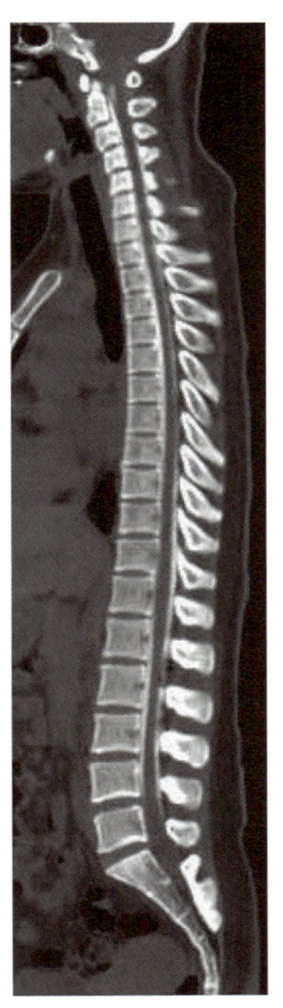

■図2■ ブラッドパッチ後の全脊椎CT（再構成矢状断画像）

2カ所のブラッドパッチ（Th1/2: 12 mL, L1/2: 20 mL）を行った症例．造影剤を混入させた血液が，硬膜外腔にほぼ均一に広がっていることが確認される．

槽・脊髄造影用 240 mgI/mL）＝4：1程度に混合して使用することが推奨される[2,11]．

【解説】

注入血液量については種々の報告があるが，上記を標準的な注入目標量とする．血液注入時には患者に頻回に話しかけ，疼痛・圧迫感・しびれなど有害症状の有無を確認する．症状の訴えがあれば注入の一時休止，または目標の注入量に達しなくても注入の終了を考慮する．また，造影剤を使用する場合には，途中で透視により血液の広がりを観察し（**図1**），偏りや局所集積などを認める場合には，注入終了を考慮する[2,11]．

6. 脊椎CT撮影による血液の広がりの確認

自家血に造影剤を混入している場合には，終了後，脊椎CT撮影を行うことが推奨される[2,11]（**図2**）．

【解説】

ブラッドパッチ後，脊椎CT撮影を行い目的部位へ注入血液が広がっているかを確認する．治療効果が不十分な場合には，次回ブラッドパッチの穿刺部位決定の参考になる．

7. 治療後の安静・経過観察・再治療

ブラッドパッチ直後より数日〜2週間程度の，臥床安静が推奨される．また，治療後は1〜3カ月以上の経過観察を行う．その後，症状改善が不十分な場合には再度の脳脊髄液漏出検査を行った上で，次回のブラッドパッチを検討することが推奨される[1,2,12]．

【解説】

ブラッドパッチ後は，血液による漏出部の修復のために数日の臥床安静を奨める報告が多いが[2,8,11]，早期の安静解除により再増悪をきたす例があることから，2週間程度の安静を奨める意見もある[7]．

単回のブラッドパッチによって，十分な改善がえられない例や再発をきたす例の報告は少なくなく，複数回のブラッドパッチが必要になることがある[1,8]．ブラッドパッチ後の経過は，数日程度の短期間で急速に改善を示す場合と，数週〜1カ月以上の経過で緩徐に改善する場合がある．したがって，ブラッドパッチ後には1〜3カ月以上の経過観察を行うことが望ましい[12]．また，短期間でのブラッドパッチの再施行により疼痛症状増悪などの副作用が懸念されることもある[2]．

ただし，ブラッドパッチを行っても漏出部の修復が不十分なために，頭蓋内硬膜下血腫の増大などによる症状の悪化を呈する場合には，早期に再度のブラッドパッチを検討すべきである[2,7]．

8. 頭蓋内硬膜下血腫を合併した脳脊髄液漏出症に対するブラッドパッチ

頭蓋内硬膜下血腫を合併し，意識障害を伴うような脳脊髄液漏出症では，緊急的なブラッドパッチが必要になることがある[7,9,13]．

【解説】

脳脊髄液漏出症に，頭蓋内硬膜下血腫（両側性が多い）を伴う場合がある[9,22]．病態の本質は，脊椎部における多量の髄液漏出が原因で頭蓋内圧低下をきたし，硬膜下血腫形成を惹起している．したがって，脳脊髄液漏出に対する治療を行わずに穿頭血腫ドレナージのみを行えば，硬膜下血腫の再発をきたすことが多い[13,21,22]．

頭蓋内血腫による影響が軽度の場合には，通常の保存的（臥床安静）治療やブラッドパッチによって良好な経過をたどることが多い．ただし，ブラッドパッチ後に血腫による頭蓋内圧亢進症状を呈する場合には，血腫ドレナージが必要となることもある[9]．

一方，頭蓋内硬膜下血腫による脳への圧迫が強く，意識障害など重篤な病態を呈する場合には保存的治療を続けるべきではなく，緊急的なブラッドパッチの必要性がある[7,9]．頭蓋内硬膜下血腫については，占拠性病変除去の意味からブラッドパッチに前後しての血腫ドレナージを必要とすることが多い[7,13]．基本的には，ブラッドパッチを先行させることが推奨されるが[9]，血腫ドレナージを先行させる場合には，脳脊髄液漏出による頭蓋内圧低下を改善するためにTrendelenburg体位[13,14]で行うことを考慮すべきである．

ブラッドパッチの治療成績

結果

〈先進医療施設へのアンケート調査より[20]〉

2015年9月時点における先進医療施設46施設の内，15施設から回答が得られた．479

例にブラッドパッチが施行され，治癒 173 例，軽快 267 例，不変 38 例，悪化 1 例の結果であった．悪化の理由は硬膜下血腫の増悪によるものであった．治癒と軽快を合わせて 91.9％を占め，有害事象が 4.0％に認められたものの，すべて一過性であった．これより，脳脊髄液漏出症に対するブラッドパッチの有効性と安全性が，確認された．

その他，複数の文献報告[2,4,8]によれば，初回のブラッドパッチにより症状が改善した患者の割合は約 30～80％程度と幅があり，2 回目または 3 回目までのブラッドパッチによって約 70～90％の患者が治癒・改善を示していた．また，10％程度の患者において脳脊髄液漏出の再発があったとする報告もある[5]．したがって，複数回のブラッドパッチが必要な場合もある[1]．

ブラッドパッチの副作用・合併症[1,2,4,8,15,16]

ブラッドパッチによる副作用はほとんどが一過性であるが，持続性の症状を伴う合併症の報告もある．

- 頚～腰部痛，神経根痛，脊椎硬膜外血腫による神経圧迫・神経麻痺
- 頭蓋内圧亢進症状，脳神経症状，意識消失，てんかん，精神症状，めまい，自律神経症状（動悸，徐脈など）
- 炎症症状（全身倦怠感，微熱など）
- 感染（硬膜外膿瘍，皮下膿瘍，癒着性くも膜炎など）

禁忌

出血傾向，穿刺部感染・感冒などの急性感染症，敗血症・免疫不全，解剖学的異常，など[2,8,15]．

ブラッドパッチ以外の治療法

1. 硬膜外生理食塩水注入

硬膜外腔へ間欠的または持続的に生理食塩水を注入することで，治療効果が得られる可能性がある[2,5,15,17]．

2. フィブリン糊注入

自家血の代わりにフィブリン糊を硬膜外腔へ注入する方法がある[4,5,8]．

【文献】

1） 国際頭痛学会・頭痛分類委員会, 著. 日本頭痛学会・国際頭痛分類委員会, 訳. 国際頭痛分類第3版. 東京: 医学書院; 2018.
2） 石川真一. 硬膜外自家血注入. In: 守山英二, 編. 脳脊髄液減少症の診断と治療. 京都: 金芳堂; 2010. p.75-89.
3） 佐藤慎哉, 嘉山孝正. 頭部外傷に伴う低髄液圧症候群の考え方. 脳外誌. 2011; 20: 887-95.
4） Mokri B. Spontaneous CSF leaks: low CSF volume syndromes. Neurol Clin. 2014; 32: 397-422.
5） Schievink WI. Spontaneous spinal cerebrospinal fluid leaks and Intracranial hypotension. JAMA. 2006; 295: 2286-96.
6） Franzini A, Messina G, Nazzi V, et al. Spontaneous intracranial hypotension syndrome: a novel speculative physiopathological hypothesis and a novel patch method in a series of 28 consecutive patients. J Neurosurg. 2010; 112: 300-6.
7） 横須賀公彦, 平井　聡, 高井洋樹, 他. 意識障害を伴う重症脳脊髄液減少症の治療経験. 脳外誌. 2014; 23: 156-63.
8） Farnaz A, Darryl G, William H, et al. Spontaneous intracranial hypotension: recommendations for management. Can J Neurol Sci. 2013; 40: 144-57.
9） Takahashi K, Mima T, Akiba Y. Chronic subdural hematoma associated with spontaneous intracranial hypotension: therapeutic strategies and outcomes of 55 cases. Neurol Med Chir. 2016; 56: 69-76.
10） 大隣辰哉, 大田慎三, 関原嘉信, 他. 脳脊髄液漏出症の臨床像―自験例を中心に. J UOEH. 2015; 37: 231-42.
11） Watanabe K, Hashizume K, Kawaguchi M, et al. Fluoroscopically guided epidural blood patch with subsequent spinal CT scans in the treatment of spontaneous cerebrospinal fluid hypovolemia. J Neurosurg. 2011; 114: 1731-5.
12） 脳脊髄液減少症研究会ガイドライン作成委員会. 脳脊髄液減少症ガイドライン2007. 東京: メディカルレビュー社; 2007. p.15-8.
13） 戸村　哲. 低髄液圧症症候群に合併した慢性硬膜下血腫の治療方針. 脳神経外科速報. 2016; 26: 250-5.
14） Loya JJ, Mindea SA, Yu H, et al. Intracranial hypotension producing reversible coma: a systematic review, including three new cases. J Neurosurg. 2012; 117: 615-28.
15） 坪川恒久, 山本　健. 硬膜外自家血パッチ. 臨床麻酔. 2003; 27: 163-8.
16） 鈴木晋介, 宇都宮昭裕, 上之原広司. ブラッドパッチ治療の副作用に関する文献的考察. 脳脊髄液減少症データ集 Vol. 2. 東京: メディカルレビュー社; 2009. p.87-8.
17） 前川紀雅, 森本昌宏, 森本充男, 他. 脳脊髄液減少症に対する硬膜外腔への生理食塩水注入法の有効性. 日ペインクリニック会誌. 2009; 16: 148-52.
18） 橋爪圭司, 渡邉恵介, 藤原亜紀, 他. 低髄液圧性頭痛（脳脊髄液減少症）について―硬膜穿刺後頭痛, 特発性および外傷性脳脊髄液減少症. 日臨麻会誌. 2011; 31: 141-9.
19） Kwon SY, Kim YS, Han SM. Spontaneous C1-2 cerebrospinal fluid leak treated with a targeted cervical epidural blood patch using a cervical epidural racz catheter. Pain Physician. 2014; 17: E381-4.
20） 嘉山孝正. 脳脊髄液減少症の診断・治療法の確立に関する研究. 国立研究開発法人日本医療研究開発機構委託研究開発 障害者対策総合研究事業（神経・筋疾患分野）. 平成27年度 総括研究報告書. p.1-2.
21） 板倉和樹, 鮎澤　聡, 増田洋亮, 他. 起立性頭痛を呈さなかった特発性低髄液圧症候群に伴う両側性慢性硬膜下血腫の1例. No Shinkei Geka. 2014; 42: 341-5.
22） Schievink WI, Maya MM, Moser FG, et al. Spectrum of subdural fluid collections in spontaneous intracranial hypotension. J Neurosurg. 2005; 103: 608-13.

付録 1

脳脊髄液漏出症の診療を巡る社会的諸問題と今後の展望

はじめに

本診療指針に則って客観的な画像診断などを軸に脳脊髄液の漏出を証明する方法がここに位置づけられる以前においては，本病態が外傷に伴う低髄液圧症候群，脳脊髄液減少症などと称され論じられてきたことは記憶に新しい．

そして，そのような病名の下にブラッドパッチ（以下，硬膜外自家血注入療法という）などの治療を続けた場合の費用について，労災事故における公的支援の限度を超えたり，交通事故で加害者を被保険者とする責任保険の保険会社からの支払いに支障が生じたりするなら，治療費の負荷はそのまま患者本人に課せられた．ここに事故の加害者などへの民事訴訟へと発展するきっかけがあった．爾来，本病態は先進医療の対象とされ，その後平成 28 年 4 月の診療報酬改定で保険診療の対象として収載された．すなわち，確たる画像診断などの下に硬膜外自家血注入療法が保険診療の対象となった（保険で支払われるための通知文は「起立性頭痛を有する患者であって，関係学会の定める脳脊髄液漏出症の画像診断基準に基づき脳脊髄液漏出症として『確実』または『確定』と診断された場合に算定できる」であり，施設基準として届出をしておくことも求められている）．ここでは本病態を巡り経験された社会的諸問題[1)]を概説し，今後の展望などについて俯瞰したい．

1. かつて民事訴訟へと繋がっていった流れについて

一般的に多くの脳神経外科医，麻酔科医らにとって，腰椎穿刺や開頭術に伴って生じる脳脊髄液漏出症は周知の病態であった．そして，このような場合ではなく，低髄液圧症候群の原因は何かというなら，多くの医師は特発性の低髄液圧症候群を鑑別すべき病態としてあげた．したがって，“その原因が外傷である”とする「外傷に伴う低髄液圧症候群ないし脳脊髄液減少症」について，早速「鑑別診断の上位」に位置づけることにはならなかった．しかし歴史的には，概ね 1）以下に示す一連の経過をたどって，外傷に伴う低髄液圧症候群，脳脊髄液減少症が民事訴訟の対象となっていった（**図 1**）.

1）患者の不安と医療提供（専門外来など）のあり方

現在のさまざまな専門診療領域では，それぞれの専門医によって外来診療が行われている．このような現状に鑑みると，自らの専門分野で対応しない疾患については，「専門外な

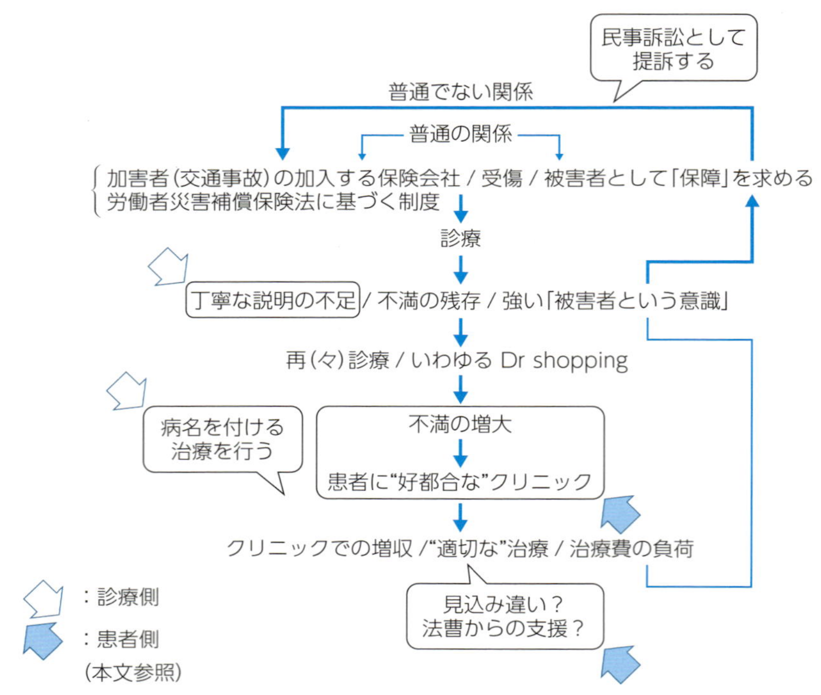

■図 1■交通事故・労災事故について受傷から訴訟に進展するまでの流れ

のでここの診療科では診ることはできない」となる．ここで例えば，外傷後に訴える頭痛について脳神経外科専門医が自らの診療対象たる頭蓋内の器質的疾患ではなく，心因性かなどと判断した場合に，上記のような対応のみであると患者には不安が残るであろう．実は，職場で全く休暇が取れないことが頭痛の遠因であったとして，このあたりを丁寧に説明すれば，不安は減少することもあり得る．しかし現状は，精神医学的な内容まで脳神経外科の外来診療に要求できる状況に必ずしもなってはいない．

つまり，かかりつけ医が，場合によっては勤務の状況を確認したり，適切な薬物療法を選択したりして，患者の不安に「付き添う」ことはあり得るが[2]，交通事故などの場合にまずは専門医による診療を受け，そしてその後に何らかの訴えが生じても「専門外なのでこの診療科で診ることはできない」となれば，不満の残存した状態でドクターショッピングに陥る可能性は充分ある．しかもこの場合には，一般人にありがちな“専門医志向”となって，つまるところ「専門外なので」を繰り返すこととなる．

患者により大きな問題点を指摘せねばならない事例もある．この場合に患者は，自らにとって「気に入る」診断名を求めてドクターショッピングへと走る．つまり，前述したように不安の故にさまようというよりも，自らが思い描く疾病像に符合する診断名を得ることを目的に医師を求めることとなる.

2）患者にとって適切（好都合）なクリニック

不安を解消できそうな説明を得ることが目的でのドクターショッピングであれば,「外傷後にAという症状が出た原因はBという病態に陥ったことに因る」と説明を受け, 自らが思い描く疾病像に符合する診断名がBであれば, 不安が減るという状況は容易に理解することができる. そこではBという診断名でAという症状に対する治療がなされることになる. ここにおいて「外傷に伴う低髄液圧症候群, ないし脳脊髄液減少症」という診断名を付ける「診断の筋道」が, 一般的な鑑別診断の流れとは異なるであろうことが指摘できる. そのようであっても, 患者からみて適切（好都合）なクリニックに遭遇できたことに違いはなく, クリニックは治療を行うことにより, 結果として増収となる.

しかし, 脳脊髄液の漏出が不明な病態に対して硬膜外自家血注入療法が行われたとしても, 必ずしも治癒に至るとは限らない. つまり, 自らの描く疾病像に符合して, しばしの不安減少と治療による満足とをそれなりに得ることがあっても, いずれ見込み違いとなる可能性は充分にある. この時点に至る固有のプロセスが患者個々にあるので, 一概に論ずることはできないし, 多少なりとも不安の解決になったという症例にあっては, ここで一段落という場合もあろう. しかし, 得られた満足感と支払った費用との関係は, 広いスペクトラムの上に分布するに違いなく, その中に民事訴訟へと発展する一部が存在すると想像することができる.

3）民事訴訟について

前述のように治療の費用について, 労災事故における公的支援の限度を超えたり, 交通事故で加害者の加入する保険会社からの支払いに支障が生じたりするなら, 治療費の負荷はそのまま患者本人に課せられる.

おそらくはこの時点で, 患者には強い被害者意識が醸成され, このような民事訴訟を支援する法曹も散見されることから, これらが相乗している可能性もあろう. ここで前述したように治療に与ったクリニックでの増収と同様に, 患者代理人にとっての収益という側面もある. もちろん, 弁護士は社会で一定の役割を果たせば, それへの対価を得ることになるので, そのこと自体に何ら問題はない. しかし, 民事訴訟において, 治療に与った医師と患者の代理人たる弁護士とについて頻繁に登場する氏名があることも否めない.

2. 今後の展望

本病態に関する我が国での診断基準などについては, 日本神経外傷学会作業部会による低髄液圧症候群診断基準（平成 19 年 3 月）, 脳脊髄液減少症研究会ガイドライン作成委員会による脳脊髄液減少症ガイドライン 2007（平成 19 年 4 月）, 脳脊髄液減少症の診断・治療法の確立に関する研究班による脳脊髄液漏出症画像判定基準・画像診断基準（平成23年10月）がしばしば引用されてきた．しかし，ここに脳脊髄液減少症の診断・治療法の確立に関する研究班によって脳脊髄液漏出症診療指針がまとめられ，冒頭に述べたように，確たる画像診断などの下に平成28年4月に硬膜外自家血注入療法が保険診療の対象として収載された．

そこで，以下の①②③の場合において硬膜外自家血注入療法に関する費用の支払い方法がそれぞれ採用されることとなる．

① 自ら転倒したことなどが原因となった脳脊髄液漏出症について硬膜外自家血注入療法を受ける場合には，該当の指定された医療機関における治療により，自らが加入している保険証（国民健康保険など）を用いて費用の支弁が叶うこととなる．ここで患者の費用負担は保険診療の範囲である．支払基金の側から診断基準に合致しないなどと治療費の支払いを阻まれれば，医療機関は相応額の入金を見込めない．このことは，保険収載となっている他の治療法と全く同じである．

② 交通事故の場合には，診断基準を満たしていれば，加害者加入の保険会社が保険点数分を支払う．診断基準を満たしていなければ，患者の自費による診療になるであろう．

③ 労災事故であれば，②と同じように，労働災害における公的な支払い手順に従って治療費が支払われる．診断基準を満たしていなければ，やはり患者の自費となるであろう．

さらに治療費以外にも，②③の場合において患者側が求めるのであれば，休業損害や，入通院慰謝料，後遺障害に伴う逸失利益などが賠償される可能性もある．

繰り返しになるが，上記のいずれについても，脳脊髄液漏出症診療指針に則った客観的な画像診断などを行うことが求められる．そのようでなければ，①においては医療施設側が，②③においては患者側が費用を賄わねばならない恐れが生じる．後者については，交通事故の加害者などに支弁を求める可能性もあろうが，そもそも診断基準に合致しない状況，つまり脳脊髄液漏出症であると証明できない状況にあって，そのように求めることはきわめて難しい．

以上により，脳脊髄液漏出症であると真に認められる患者については，社会のルールに則った方法にて治療費が支払われることとなった．今後は，そのような患者が正確に同定され，補償の仕組みが正しく作動していくことが期待される．

まとめ

以上の論考によって，本診療指針の歴史的な意義が理解できたと思われる．しかし逆に言えば，脳脊髄液漏出症と認められない患者について硬膜外自家血注入療法の費用は保険診療として支払われない．硬膜外自家血注入療法が保険収載に至るまでには少なからず民事訴訟として提訴され，そこでは治療費のみならず，休業損害や，入通院慰謝料，後遺障害に伴う逸失利益・慰謝料などもしばしば係争の対象となっていた．このような係争に関連しては，胸郭出口症候群，線維筋痛症，軽症頭部外傷に伴う高次脳機能障害などについてもまた，治療費や休業損害などを求める民事訴訟の俎上にあって，今日もそれが多々続いている．

これら諸々の病態について民事訴訟に至る道筋もまた，本項で示した図の流れと概ね似たものがあると思われる．例えば，交通事故症例では高次脳機能障害が後遺する患者には，非特異的な自覚症状の持続に最も確実で有為な要因として司法・補償の問題のあることが指摘されている[3,4]．また，医療提供側に都合のよい病因を言い募り治療を売り込むことで増益を図る disease mongering[5] も医師の説明義務という側面でもちろん断じられる[6] ところであるが，しかしその一方で，事故で被害を被った患者を救済するにあたり，医学にとって正味"解決可能な水準"を超えて，現実の社会がその矛盾を医学・医療に押し付けている[7] 結果がそのようであると言うこともあながち無理な見解ではなかろう．

以上，脳脊髄液漏出症の治療費などを巡る社会的諸問題を分析し，本診療指針編纂の意義などを考察した．被害を被った患者を救済する社会のあり方についてもまた，大いに論考すべき余地が残されていると思われる．

【文献】

1） 有賀　徹．医師による説明から法的手段に至る流れ．日本賠償学会「外傷に伴う低髄液圧症候群に関する検討委員会」による報告書．賠償科学．2016; 45: 162-4.
2） 有賀　徹．総合診療医の意義．Health Sciences．2016; 32: 205-13.
3） Carroll LJ, Cassidy JD, Holm L, et al. Methodological issues and research recommendations for mild traumatic brain injury: the WHO collaborating centre TASK FORCE on mild traumatic brain injury. J Rehabil Med. 2004; 36: 113-25. Cited from 自賠責保険における高次脳機能障害認定システム検討委員会．自賠責保険における高次脳機能障害認定システムの充実について（報告書）．自動車損害保険料率算定機構．2011 年 3 月 4 日．
4） Holm L, Cassidy JD, Carroll LJ. Summary of the WHO collaborating centre for neurotrauma TASK FORCE on mild traumatic brain injury. J Rehabil Med. 2005; 37: 137-41. Cited from 同上．
5） 南郷栄秀．総合診療における disease mongering．精神神経学雑．2012; 114: SS337-47.
6） 木ノ元直樹．法律に携わる立場から―法的責任との関係，2）法的説明義務．日本賠償学会「外傷に伴う低髄液圧症候群に関する検討委員会」による報告書．賠償科学．2016; 45: 166-8.
7） 山口斉昭．テーマ「医療機関と法的問題―よき医療のための法のあり方」企画主旨．賠償科学．2016; 45: 3-6.

付録 2

脳脊髄液漏出症の画像判定基準

1. 脊髄 MRI/MR ミエログラフィー

硬膜外脳脊髄液

【判定基準】

・硬膜外に脳脊髄液の貯留を認める.

① 硬膜外に水信号病変を認めること.

② 病変は造影されないこと.

③ 病変がくも膜下腔と連続していること.

＊静脈叢やリンパ液との鑑別が必要である.

＊perineural cyst や正常範囲の nerve sleeve 拡大を除外する必要がある.

【特徴】

・脊髄 MRI の脂肪抑制 T2 強調水平断像と脂肪抑制造影 T1 強調水平断像による脊柱管内における硬膜外脳脊髄液の所見は診断能が高い.

・MIP 像（MR ミエログラフィー）における所見の陽性率は低いが，重要な所見である.

【解釈】

・硬膜外の水信号病変のみの場合，脳脊髄液漏出の「疑」所見とする.

・病変が造影されない場合，脳脊髄液漏出の「強疑」所見とする.

・病変がくも膜下腔と連続している場合，脳脊髄液漏出の「強疑」所見とする.

・病変が造影されず，かつくも膜下腔と連続している場合，脳脊髄液漏出の「確実」所見とする.

2. RI 脳槽シンチグラフィー

1）硬膜外の RI 集積

【判定基準】

〈陽性所見〉

① 正・側面像で片側限局性の RI 異常集積を認める.

② 正面像で非対称性の RI 異常集積を認める.

③ 頚〜胸部における正面像で対称性の RI 異常集積を認める.

〈付帯事項〉

・腰部両側対称性の集積（クリスマスツリー所見など）は参考所見とする.

〈読影の注意事項〉

① 正確な体位で撮像されていること，側弯症がないこと.

② 腎や静脈叢への集積を除外すること.

③ perineural cyst や正常範囲の nerve sleeve 拡大を除外すること.

④ 複数の画像表示条件で読影すること.

【特徴】

・本法は脳脊髄液漏出のスクリーニング検査法と位置づけられる.

・本法のみで脳脊髄液漏出を確実に診断できる症例は少ない.

【解釈】

・片側限局性の RI 異常集積は，脳脊髄液漏出の「強疑」所見とする.

・非対称性の RI 異常集積は，脳脊髄液漏出の「疑」所見とする.

・頚～胸部における対称性の集積は，脳脊髄液漏出の「疑」所見とする.

2）脳脊髄液循環不全

【判定基準】

・24 時間像で脳槽より円蓋部の RI 集積が少なく，集積の遅延がある.

＊いずれかの時相で，脳槽内への RI 分布を確認する必要がある.

【特徴】

・脳脊髄液漏出がある場合に，一定の頻度で認められる.

【解釈】

・円蓋部の RI 集積遅延は，脳脊髄液循環不全の所見とする.

・脳脊髄液漏出の「疑」所見に加えて脳脊髄液循環不全が認められた場合，脳脊髄液漏出の「強疑」所見とする.

・脳脊髄液漏出の「強疑」所見に加えて脳脊髄液循環不全が認められた場合，脳脊髄液漏出の「確実」所見とする.

3. CT ミエログラフィー

1）硬膜外の造影剤漏出

【判定基準】

・硬膜外への造影剤漏出を認める.

① 画像上，解剖学的に硬膜外であることを証明すること.

② 穿刺部位からの漏出と連続しないこと.

③ 硬膜の欠損が特定できる.

④ くも膜下腔と硬膜外の造影剤が連続し，漏出部位を特定できる.

【特徴】

- 症例の蓄積が少ない.
- technical failure（half in half out や穿刺部からの漏出など）を否定できれば，現時点で最も信頼性が高い検査法といえる.

【解釈】

- 硬膜外に造影剤を証明できれば，脳脊髄液漏出の「確実」所見である.
- 硬膜の欠損や漏出部位を特定できれば，脳脊髄液漏出の「確定」所見である.

2）硬膜下腔への造影剤漏出

【判定基準】

- 硬膜下腔への造影剤漏出を認める.

① 画像上，解剖学的に硬膜下腔であることを証明すること.

② 穿刺部位からの漏出と連続しないこと.

③ くも膜の欠損が特定できる.

④ くも膜下腔と硬膜下腔の造影剤が連続し，漏出部位を特定できる.

【特徴】

- 理論上あり得るが，実際の診断例はない.

＊くも膜嚢胞との鑑別が必要である.

【解釈】

- 異常所見には含めない.

脳脊髄液漏出症の画像診断基準

脳脊髄液漏出症の画像診断

- 脳脊髄液漏出の「確定」所見があれば，脳脊髄液漏出症「確定」とする.
- 脳脊髄液漏出の「確実」所見があれば，脳脊髄液漏出症「確実」とする.
- 脳槽シンチグラフィーと脊髄 MRI/MR ミエログラフィーにおいて，同じ部位に「強疑」所見と「強疑」所見，あるいは「強疑」所見と「疑」所見の組み合わせが得られた場合，脳脊髄液漏出症「確実」とする.
- 脳槽シンチグラフィーと脊髄 MRI/MR ミエログラフィーにおいて，同じ部位に「疑」所見と「疑」所見，あるいは一方の検査のみ「強疑」，「疑」所見が得られた場合，脳脊髄液漏出症「疑」とする.

1）「確定」所見

CT ミエログラフィー: くも膜下腔と連続する硬膜外造影剤漏出所見

2）「確実」所見

CT ミエログラフィー: 穿刺部位と連続しない硬膜外造影剤漏出所見

脊髄 MRI/MR ミエログラフィー: くも膜下腔と連続し造影されない硬膜外水信号病変

脳槽シンチグラフィー: 片側限局性 RI 異常集積＋脳脊髄液循環不全

3）「強疑」所見

脊髄 MRI/MR ミエログラフィー:

① 造影されない硬膜外水信号病変

② くも膜下腔と連続する硬膜外水信号病変

脳槽シンチグラフィー:

① 片側限局性 RI 異常集積

② 非対称性 RI 異常集積 or 頚～胸部における対称性の集積＋脳脊髄液循環不全

4）「疑」所見

脊髄 MRI/MR ミエログラフィー: 硬膜外水信号病変

脳槽シンチグラフィー:

① 非対称性 RI 異常集積

② 頚～胸部における対称性の集積

低髄液圧症の画像判定基準

脳 MRI

1）びまん性の硬膜造影所見 diffuse dural enhancement

【判定基準】

・硬膜に両側対称性にびまん性かつ連続性に造影効果と硬膜の肥厚を認める.

① 冠状断像で大脳鎌および小脳テントが連続的に造影されること.

② 少なくとも連続する 3 cm 以上の範囲で造影効果が確認できること.

③ 造影程度は少なくとも大脳皮質よりも高信号を示すこと.

【特徴】

・低髄液圧症の特徴的所見として，広く受け入れられている所見である.

・低髄液圧症であっても，時期によっては認められないことがある.

・脳脊髄液漏出症と強い関連がある.

【解釈】

・びまん性の硬膜増強所見があれば，低髄液圧症の「強疑」所見とする．

・びまん性の硬膜増強所見がなくても，低髄液圧症を否定はできない．

・低髄液圧症の所見があれば，脳脊髄液漏出症の可能性が高い．

2）以下の所見は，低髄液圧症に伴い認められることがあるが，単独での診断的意義が乏しい，客観的判断が困難などの理由により，あくまで低髄液圧症の「参考」所見とする．

a. 硬膜下水腫 subdural effusion

【判定基準】

・硬膜とくも膜間に液体貯留を認める．

① T2 強調像では脳脊髄液とほぼ同等の均一な高信号を呈する．

② FLAIR 法では脳脊髄液よりも高信号を呈することがある．

注: 脳萎縮に伴うくも膜下腔の拡大と混同してはいけない．

【特徴】

・低髄液圧症の随伴所見として，広く受け入れられている所見である．

・外傷や脳萎縮に伴い，低髄液圧症とは関係なく臨床的にしばしばみられる所見でもある．

・本所見単独では診断的意義が乏しい．

b. 硬膜外静脈叢の拡張

【判定基準】

・斜台あるいは上位頚椎背側の静脈叢が拡張する．

① 脂肪抑制造影 T1 強調像の正中矢状断像で判定する．

② ある程度の範囲と厚さで，拡張所見陽性とする．

＊皮質静脈や静脈洞の拡張所見については variation が大きく除外した．

【特徴】

・重要な所見の一つではあるが，客観的判断が難しい．

c. その他の脳 MRI 所見: 小脳扁桃の下垂，脳幹の扁平化，下垂体前葉の腫大（上に凸）など

【特徴】

・正常所見との境界を明確に規定することができない．

低髄液圧症の診断基準

・起立性頭痛を前提に，びまん性の硬膜造影所見と 60 mmH_2O 以下の髄液圧（側臥位）

がれば，低髄液圧症「確定」とする．

・起立性頭痛を前提に，びまん性の硬膜造影所見と 60 mmH_2O 以下の髄液圧（側臥位）のいずれか一つあれば低髄液圧症「確実」とする．

・複数の「参考」所見があった場合には，低髄液圧症「疑」とする．

＊発症直後にはびまん性硬膜造影所見（硬膜肥厚）が認められない場合があるため，数週間の期間を置いて複数回検査することが推奨される．

■索　引■

か行

さ行

た行

な行

は・ま・や行

欧文

数字

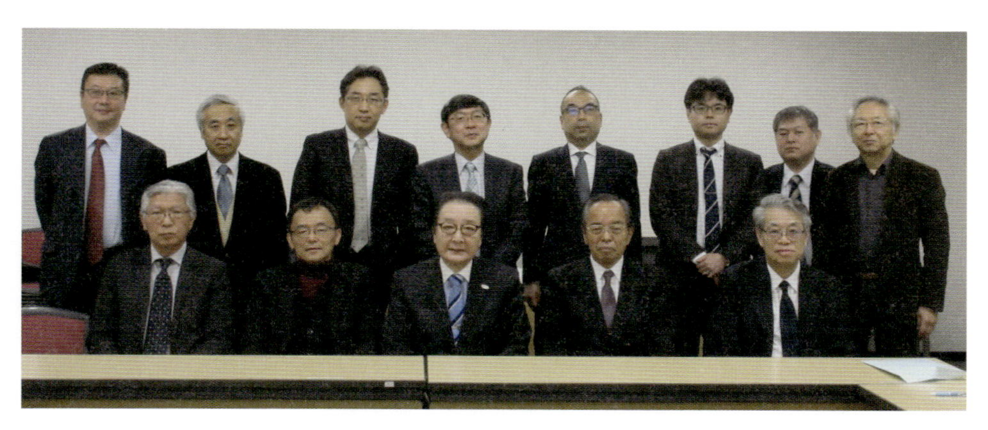

平成 28 年度日本医療研究開発機構研究費
（長寿・障害総合研究事業　障害者対策総合研究開発事業）
「脳脊髄液減少症の非典型例及び小児例の診断・治療法開拓に関する研究」研究班
（嘉山班）
平成 30 年度第 2 回合同班会議（2019. 3. 23）

後列左から：高橋浩一，菅野 洋，中川紀充，佐藤慎哉，前田 剛，鹿戸将史，中居永一，渡辺英寿（厚生労働省オブザーバー）
前列左から：篠永正道，宇川義一，嘉山孝正，島 克司，有賀 徹

関連８学会
（日本脊髄障害医学会，
日本脊椎脊髄病学会，
日本脊髄外科学会
日本脳神経外傷学会，
日本頭痛学会，
日本神経学会，
日本整形外科学会，
日本脳神経外科学会）合同
脳脊髄液漏出症診療指針 ©

発　行　2019年12月10日　1版1刷
　　　　2020年 1 月20日　1版2刷

監修者　嘉 山 孝 正

編集者　国立研究開発法人日本医療研究開発機構
　　　　障害者対策総合研究開発事業
　　　　脳脊髄液減少症の非典型例及び小児例の
　　　　診断・治療法開拓に関する研究班

発行者　株式会社　中外医学社
　　　　代表取締役　青木　　滋

〒162-0805　東京都新宿区矢来町 62
電　　話　03-3268-2701(代)
振替口座　00190-1-98814 番

印刷・製本/三報社印刷（株）　〈MS・YS〉
ISBN978-4-498-32842-6　Printed in Japan